Rosmarie Maier
Ich will dich doch erreichen

Rosmarie Maier

Ich will dich doch erreichen

Begegnungen mit demenzkranken Menschen ermöglichen

Hilfen für Angehörige und Pflegende

Kösel

Sämtliche Namenskürzel in diesem Buch wurden willkürlich gewählt, Übereinstimmungen mit realen Personen sind zufällig.

FSC
Mix
Produktgruppe aus vorbildlich bewirtschafteten Wäldern und anderen kontrollierten Herkünften

Zert.-Nr. SGS-COC-1940
www.fsc.org

Verlagsgruppe Random House FSC-DEU-0100
Das für dieses Buch verwendete FSC-zertifizierte Papier *Munken White* liefert Arctic Paper Munkedals AB, Schweden

Umschlag: Elisabeth Petersen, München
Umschlagmotiv: getty images/Martin Lof/Anyone
Druck und Bindung: GGP Media GmbH, Pößneck
Printed in Germany
ISBN 978-3-466-36861-7

Weitere Informationen zu diesem Buch und unserem gesamten lieferbaren Programm finden Sie unter
www.koesel.de

Inhalt

Vorwort **7**

1 Hinführung **13**

Der innere und äußere Druck 16
Der Umgang mit dem inneren und äußeren Druck 26
Eigene Werte, Vorstellungen und Emotionen 41
Berührungsangebote 55
Die vier Ebenen des Schmerzes 57
Anbindung an die göttliche Kraft, die Schöpfung 66

2 Mein spiritueller und beruflicher Entwicklungsprozess **69**

3 Begegnungen mit Menschen mit Demenz unter einem spirituellen Aspekt **79**

»Einen heiligen Raum betreten«
Eine Begegnung mit Herrn S. 80
»Sich in der Tiefe des Wesens erkannt fühlen«
Eine Begegnung mit Frau K. 88
»Furcht gibt es in der Liebe nicht«
Eine Begegnung mit Frau V. 102
»Von allen Seiten umgibst du mich und hältst deine Hand über mir«
Eine Begegnung mit Herrn F. 110
»Ja, mein Schutzengel ist auch da«
Eine Begegnung mit Frau S. 117
»Geborgenheit finden bei Gott«
Eine Begegnung mit Frau P. 123
»... meine Kraft ist in den Schwachen mächtig«
Eine Begegnung mit Frau Sch. 129
»Die innere Anbindung wieder spüren«
Eine Begegnung mit Herrn M. 139

4 Anregungen für spirituelle und religiöse Angebote im Alltag **151**
Spirituelle und religiöse Angebote – für wen und wozu? 153
Das Ritual des Weihwassernehmens 159
Morgenrituale 161
Tischgebete 165
Abendrituale 167
Allgemeine religiöse Impulse 173
Kirchliche Rituale 176
Mariengebete, -lieder und -andacht 181
Anregungen, um Abschied und Trauer zu ermöglichen 185

Resümee **191**

Anhang **203**
Informationen über meine Schulungsangebote 203
Kontakt 203
Kontakte und vertiefende Informationen zum Thema Mediation 204
Literatur 204
Anmerkungen 205
Quellenverzeichnis 207

Vorwort

An dieser Stelle möchte ich allen Menschen danken, die mich bei der Entstehung dieses Buches unterstützt haben. Mein besonderer Dank gilt meiner Freundin Herta Dobrick, die mich zum Schreiben des Buches ermutigt hat. Durch ihre ständige Begleitung mit wertvollen Anregungen und Korrekturen leistete sie einen großen Beitrag zu diesem Werk.

Vor ein paar Jahren erzählte ich ihr ausführlich von meinen Begegnungen mit Frauen und Männern mit Demenz. Sie war zutiefst bewegt und meinte, das müsse hinaus in die Welt. Mir wurde dadurch klar, dass ich mit diesem Buch eine »frohe Botschaft« in die Öffentlichkeit bringen will. *Ergänzend* zu allem »Negativen« und Leidvollen, das öffentlich thematisiert wird. Die viel weniger beachtete andere Seite der Medaille sozusagen.

Ebenso danke ich den Menschen mit Demenz für die Begegnungen mit ihnen und die Erfahrungen, die ich durch sie machen durfte. Sie bereicherten mein Leben. Es nahm zu an Weite, Tiefe, Intensität und Fülle. Sie sind es, die eine Botschaft für uns haben. Ich gebe sie mit diesem Buch weiter. Es ist eine Botschaft für alle, die im engsten und weitesten Sinn mit der Krankheit Demenz konfrontiert sind und sich damit befassen wollen oder müssen. Nahestehende, Angehörige, beruflich Pflegende, Seelsorger, Geistliche, Amtspersonen und Politiker.

So schreibe ich dieses Buch für Begleiterinnen und Begleiter, die sich zeitweise hilflos fühlen in der Gegenwart eines Menschen mit Demenz und die vielleicht darin mutlos geworden sind, sich auf ihn wirklich einzulassen. Ich schreibe es für Angehörige wie für Betreuende, bei denen sich im Lauf der Zeit unmerklich ein Gefühl von Sinnlosigkeit und Verzweiflung eingestellt hat, das Arbeit und eigenes Leben überschattet.

Vielleicht sind Sie Angehörige/r, Nachbar oder Freund/in und erleben voll Trauer schrittweise den Verlust eines geliebten und geschätzten Menschen mit Demenz. Möglicherweise fühlen Sie sich im Umgang mit ihm oder ihr unsicher, ratlos, traurig oder wütend, zweifeln an sich selbst und manchmal vielleicht auch an Ihrer Zuneigung zu diesem Menschen. Menschen mit Demenz können uns an den Rand unserer Kräfte, Toleranz und Zuneigung bringen, sodass wir »uns selbst nicht mehr kennen« in dem, was wir empfinden.

Ferner schreibe ich dieses Buch für Institutionen und Amtspersonen, die sich mit dem Rechenstift Entscheidungen im Pflegebereich abringen, mit denen sie im Grunde nicht zufrieden sind. Die über die Härte und Ratlosigkeit verzweifeln, mit der sie im Pflegebereich den Rotstift ansetzen müssen, und die vielleicht völlig unerwartet in ihrem engsten Kreis mit dieser Krankheit konfrontiert werden. Und die nun ernsthaft nachdenken, wie man dem finanziellen Verteilerschlüssel einen heilsamen, neuen Ansatz zugrunde legen kann.

Und schließlich ist es auch geschrieben für Menschen, die bereit sind, durch das äußere Erscheinungsbild hindurchzuschauen auf das Wesen des anderen, und die den Mut haben, dadurch mit ihrem eigenen wahren Wesen in Kontakt zu kommen.

Keine Gebrauchsanweisung, sondern ein Erfahrungsbericht will mein Beitrag sein, der neue, heilsame Impulse geben und unentdeckte Türen öffnen kann, der den Blick weiten möchte über das Elend hinaus. Der Mut machen möchte. Und der auch die Frage nach innerer Vorbereitung und Spiritualität mit einbezieht.

Ich möchte aufzeigen, was geschehen kann, wenn wir uns im rechten Augenblick wirklich einlassen auf den Menschen mit Demenz. Was keineswegs besagt, dass wir uns immer und jederzeit ganz einlassen müssten.

Sie fragen jetzt vielleicht: »Wie soll das gehen?« und »Wie soll ich da hingelangen bei dem Stress, der Überforderung und dem Zeitdruck, unter dem ich als pflegende Person stehe?« Möglicherweise sind Sie in einer institutionellen Einrichtung tätig und kämpfen seit Jahren verzweifelt gegen erstarrte Strukturen. Dieses Kämpfen kann einen müde und hoffnungslos werden lassen. Kann es da noch einen Raum für stärkende Erfahrungen und echte Begegnung geben? Gibt es überhaupt Möglichkeiten der Erleichterung und das Gefühl von Zufriedenheit bei der Betreuung von Menschen mit Demenz?

Wie kann es nun gelingen, in der Wertschätzung gegenüber sich selbst *und* gegenüber dem Menschen mit Demenz zu bleiben? Was ist hilfreich für uns in der Begegnung und im Gespräch mit diesen Menschen? Ist es möglich, ihnen, solange sie leben, wirklich als Person zu begegnen und ihre Lebensqualität zu fördern?

Um Antworten auf diese Fragen zu finden, möchte ich Sie mit diesem Buch dazu einladen, Schritt für Schritt das weithin noch unbekannte Land der Menschen mit Demenz zu entdecken. Dass dabei Stress, Angst und Zweifel nachlassen können, ist ein durchaus mögliches Ergebnis dieser »Lesereise«: Dass etwas vorher nicht so wichtig Genommenes nun einen hohen Stellenwert einnehmen kann (und umgekehrt), ist auch möglich. Dass Sie sich in Ihrem Erleben wiederfinden und dadurch Erleichterung erfahren, könnte sein. Auch, dass sich etwas völlig Neues für Sie auftut, durch konkrete Empfehlungen oder Einsichten, ist denkbar. Dass Sie tief berührt werden, staunen und dass dadurch in Ihnen Hoffnung und Zuversicht wachsen, das wünsche ich mir. Dafür schreibe ich.

Und für Sie, als *Mensch mit Demenz,* kann dieses Buch eine Brücke werden, auf der die Menschen, die Sie begleiten, zu Ihnen finden. Möglicherweise erhalten Sie mehr Beziehungs- und Kontaktangebote, weil Ihre Begleitenden mehr innere Sicherheit entwickeln können. Es wäre sehr wohl denkbar, dass Sie mehr Verständnis und Mitgefühl von Ihren Begleitern erfahren, weil für diese die innere Verbindung zu Ihnen sichtbarer und spürbarer wird. Es könnte sein, dass Ihrer Not mehr begegnet wird, weil Ihre Begleiter nun anders wahrnehmen, Ihr Verhalten neu deuten und Möglichkeiten wissen, darauf zu reagieren.

Mögen Ihre vielleicht oft verzweifelten Versuche, sich mitzuteilen (auch ohne Worte), wahrgenommen und beachtet werden, dass Sie sich in Ihren psychosozialen, körperlichen und spirituellen Bedürfnissen gesehen und gehört fühlen und eine wertschätzende Antwort darauf erfahren. Vielleicht wird neben den Verlusten, die Sie durch die Krankheit erfahren und erleiden, auch Ihre unverletzbare Größe wieder wahrgenommen, beziehungsweise Ihnen wieder zurückgegeben.

Zuletzt nun ein Wegweiser durch das Buch:

In den folgenden Kapiteln teile ich für mich wesentliche Erfahrungs- und Erkenntnisschwerpunkte mit.

Im ersten Kapitel beziehe ich mich auf innere und äußere Einflussfaktoren, die sich und wie sie sich im unmittelbaren Kontakt mit dem Menschen mit Demenz auswirken können.

Im zweiten Kapitel beschreibe ich in verkürzter Form meinen persönlichen Entwicklungsweg und wie er sich in Verbindung zu meiner beruflichen Erfahrung auswirkt.

Im dritten Kapitel sind Sie eingeladen, an meinen für mich sehr innigen Begegnungen mit Menschen mit Demenz teilzuhaben, mitzugehen, sich einzulassen auf dieses unbekannte Land und das für Sie Wertvolle und Hilfreiche daraus zu schöpfen.

Das vierte Kapitel gibt weitere konkrete Anregungen zur religiösen und spirituellen Begleitung von Menschen mit Demenz mitten im Alltag.

Äußerlich gesehen sind diese Menschen auf einem »Verfallsweg«. Genauer betrachtet kommunizieren sie häufig sehr viel innere Not, und wenn ich mich einlasse, begegne ich der dem Vulkan ähnlichen, im Tiefen verborgenen Leuchtkraft und Lebenskraft dieser scheinbar erloschenen Seelen.

Rosmarie Maier

Hörlkofen, im Juni 2009

1 Hinführung

Die Krankheit Demenz stellt für viele Menschen eine Herausforderung dar. Für manche ist sie der Schrecken unseres Zeitalters. Fragen Sie sich auch, weshalb es gerade in der Zeit des 20. Jahrhunderts so viele Menschen mit Demenz gibt?

Selbst nach Berücksichtigung sämtlicher möglicher Gründe wie höhere Lebenserwartung, Kriegsschicksale, Stresszunahme und so fort bin ich selbst überzeugt, dass das kein Zufall ist. Deshalb schließe ich mich, innerlich einstimmend, einer Deutung von Tom Kitwood an (mit der er kundtut, weshalb er glaubt, dass wir in unserer zivilisierten Welt mit der Krankheit Demenz herausgefordert sind), die ich an dieser Stelle zitieren möchte:

»Der Kontakt mit Demenz und anderen Formen schwerer kognitiver Beeinträchtigungen kann und sollte (!) uns aus unseren üblichen Mustern der übertriebenen Geschäftigkeit, des Hyperkognitivismus und der Geschwätzigkeit herausführen in eine Seinsweise, in der Emotion und Gefühl viel mehr Raum gegeben wird. Demente Menschen, für die das Leben der Emotionen oft intensiv und ohne die üblichen Hemmungen verläuft, haben den Rest der Menschheit unter Umständen etwas Wichtiges zu lehren. Sie bitten uns sozusagen, den Riss im Erleben, den westliche Kultur hervorgerufen hat, zu heilen, und laden uns ein, zu Aspekten unseres Seins zurückzukehren, die in evolutionärem Sinne viel älter sind, stärker mit dem Körper und seinen Funktionen in Einklang stehen und dem Leben aus dem Instinkt heraus näher sind. Die meisten von uns leben beinahe wörtlich aus dem Kopf, das heißt aus den äußeren Schichten des Neokortex heraus. Es ist psychologische und damit auch neurologische Arbeit für und mit uns zu leisten, während wir auf eine tiefere Integration und Integrität hinarbeiten.«[1]

Seit über 20 Jahren begegne ich Menschen mit Demenz und kam zunehmend zu der Einsicht, dass uns diese Menschen etwas Wichtiges lehren. Sie können uns dazu verhelfen, unmittelbarer, gegenwärtiger, präsenter, unvoreingenommener und echter zu sein. Sie fördern möglicherweise unsere Fähigkeit zur Hingabe, unser Vertrauen in die eigene Intuition, unsere Achtsamkeit, unseren Humor und vieles mehr, das wir von diesen und durch diese Menschen lernen und entwickeln können.

Natürlich kann die Betreuung von Menschen mit Demenz für uns als Betreuende eine große Herausforderung darstellen. Dass *wir* dabei auch noch etwas von *ihnen* lernen können, mag für manche von uns befremdlich klingen.

Je nachdem, unter welchen Bedingungen die Betreuung stattfindet, in welcher Beziehungsform wir zueinander stehen und ob uns eine gemeinsame Geschichte mit dem Menschen mit Demenz verbindet oder nicht, dementsprechend wird sich die Begleitung für beide Seiten entwickeln und abzeichnen.

Deshalb gehe ich im folgenden Kapitel schwerpunktmäßig auf Kriterien ein, die bei dieser Begleitung aus meiner Sicht eine große Rolle spielen. Insbesondere möchte ich auf eine Reihe von Faktoren hinweisen, die

die *Qualität* der Begegnung entscheidend beeinflussen. Es ist hilfreich, sich dieser Faktoren bewusst zu sein, um den Kontakt zu diesen Menschen nicht dem Zufall zu überlassen, sondern durch achtsames Wahrnehmen und erlaubendes Präsentsein ihnen Kontakt-Brücken anzubieten beziehungsweise echten Kontakt zu ermöglichen oder sein Entstehen behutsam zu fördern.

Der innere und äußere Druck

In meinen Seminaren äußern Pflegepersonen häufig, dass sie einen äußeren Druck erfahren, welcher in Form von »Zeitdruck« oder durch Erwartungen anderer entsteht.

Vorgegebene Zeitraster für pflegerische Tätigkeiten im ambulanten oder stationären Bereich fördern das Erleben von Zeitdruck. Zudem haben Menschen mit Demenz einen Bedarf an Betreuung, welcher noch nicht ausreichend anerkannt ist und vergütet wird. In der stationären und ambulanten Pflege entstehen außerdem häufig Konfliktsituationen für Pflegende, durch Erwartungen von Angehörigen, Vorgesetzten und »Kontrollpersonen« von außen (Heimaufsicht, Medizinischer Dienst der Krankenversicherung).

Diese Vorstellungen oben genannter Personen sind, obwohl gut gemeint, nicht immer vereinbar mit den Bedürfnissen des Menschen mit Demenz. Einige Beispiele sind: täglich ausführliche Körperpflege, wöchentliches Baden, täglich frische Wäsche, von morgens bis abends fernsehen, alle Mahlzeiten zu essen, bestimmte Mengen zu trinken und so weiter.

Eine biografieorientierte Pflege und wertschätzende Grundhaltung berücksichtigt den Willen und die früheren Gewohnheiten von Menschen mit Demenz. Erwartungen von Außenstehenden (außerhalb des betroffenen Menschen) zu erfüllen, geht schlimmstenfalls auf Kosten des Menschen mit Demenz. Sie können sich dadurch bevormundet, überfordert, entmächtigt und wertlos fühlen. Zu diesem Thema nehme ich viel Aufklärungsbedarf in der Gesellschaft und manchmal auch im Führungsbereich der Einrichtungen wahr.

Damit sorgende Angehörige und andere Begleiter ein ganzheitliches Verständnis für den Menschen mit Demenz und das Vertrauen in die Betreuung durch Pflegepersonen entwickeln können, sind häufig mehr fachliche und situationsbezogene Informationen nötig. Nicht selten wird aber sogenannte »gute« Pflege an Äußerlichkeiten gemessen. Dies kann auch den Druck erklären, unter dem Verantwortliche in den Einrichtungen stehen. Zudem ist es viel schwieriger, gute Pflege nach ganz anderen Kriterien zu beurteilen, als da sind: *Wohlbefinden, Lebensqualität und Selbstbestimmung* des Menschen mit Demenz. Deshalb halte ich auch den Begriff »wertschätzende« Pflege für konkreter.

Was denken die anderen?

In meinen Seminaren für pflegende Angehörige äußern diese ähnliche Konflikterlebnisse. Nur handelt es sich hier meist um »innere Stimmen«, wie um vermeintliche Erwartungen der Verwandten (die nicht an der direkten Pflege beteiligt sind), Nachbarn und des sozialen Umfeldes. Häufig erzählen die Pflegenden, dass sie Angst davor haben, sich vor der Öffentlichkeit schämen zu müssen für das Verhalten oder den Zustand des Menschen mit Demenz. Als sehr belastend erleben sie ihre eigene Befürchtung, andere könnten ihre Fürsorge und Pflege infrage stellen, wenn etwa der Vater unrasiert mit zum Arzt gehen will, die Mutter mit den Kaffee- und Marmeladenflecken auf dem Pullover zum Einkaufen mitkommen will, der Ehemann nackt im Garten steht, die Schwester allen Leuten erzählt, sie bekomme nichts zu essen, und so weiter.

Dieser innere und manchmal auch äußere Druck (ausgelöst durch Äußerungen des sozialen Umfelds) kann im privaten Umfeld ebenso zu Handlungen führen, die von Menschen mit Demenz als sehr verletzend und entwürdigend erlebt werden. Solche Situationen sind zum Beispiel: gegen den eigenen Willen umgekleidet werden, ohne die eigene Zustimmung und Einsicht rasiert und gewaschen werden, gemaßregelt und beschimpft werden, weil man »Unwahres« sagt, und Ähnliches mehr. Diese Handlungen führen in der Regel zu Eskalationen, welche die Not beider Seiten sichtbar und spürbar werden lässt.

Mit dem inneren Druck durch Gedanken wie »Was denken da die anderen über mich?« als Begleiter in der Wertschätzung zu bleiben, erfordert vor allem Wertschätzung gegenüber sich selbst, sehr viel Feingefühl gegenüber dem Menschen mit Demenz, Mut, zu den eigenen Entscheidungen zu stehen, Kraft, um die Situation auszuhalten, Kenntnisse über den Umgang mit Menschen mit Demenz und *Gelassenheit*.

Eine Angehörige erzählte, sie habe ihre Mutter an Weihnachten extra vom Pflegeheim mit nach Hause genommen, um ihr (und sich) eine Freude zu bereiten. Ein weiterer Grund war, dass sie meinte, das Pflegepersonal und das soziale Umfeld würden dies von ihr erwarten. Als die Mutter dann bei ihr war, zeigte sich, dass diese sich gar nicht wohlfühlte und mit der Situation total überfordert war. Sie wollte ständig weg, brachte keinen Bissen hinunter von dem wunderbaren Weihnachtsessen, zeigte kein Interesse für den Weihnachtsbaum, selbst das Singen machte ihr nur kurz Freude. Die Tochter meinte, es war ein einziger Stress für alle, keiner hatte etwas von diesem Fest, wodurch sie auch noch Schuldgefühle gegenüber ihrer Familie bekam. Infolgedessen entschied sie sich, dies nicht mehr zu wiederholen, sondern in Zukunft ihre Mutter in dem jetzt für sie gewohnten Umfeld zu besuchen. In Ruhe bei ihr zu sein für ein bis zwei Stunden, eine Kerze anzuzünden und ihre Lieblingsweihnachtslieder mit ihr zu singen. Sie erlebte dabei, dass ihre Mutter viel mehr von ihr und dieser Variante des Feierns hatte. Was sie danach aber immer noch beschäftigte, war: Was denken *die anderen*, wenn sie ihre Mutter nicht einmal an Weihnachten zu sich holt?

Pflegepersonen berichten in Seminaren, dass sie Menschen mit Demenz von morgens bis abends vor den Fernseher setzen *müssen*, weil die Angehörigen dies verlangen und manchmal durch Spontanbesuche kontrollieren. Oder sie mobilisieren Menschen mit Demenz, die nur in der Lage sind, ein bis zwei Stunden zu sitzen, eine wesentlich längere Zeit, weil dies angeblich von den Angehörigen oder auch den Vorgesetzten erwartet wird.

Es ist offensichtlich, wie wichtig und nötig der Informationsfluss und die Basis gegenseitigen Vertrauens in der Praxis sind.

Sehr auffällig daran finde ich, dass es im Grunde allen Betreuungspersonen, ob Angehörige oder Pflegepersonen, ähnlich geht. Sie erleben eine Rechtfertigungsnot nach außen und begründen damit häufig vor dem eigenen Gewissen ihre getroffenen Entscheidungen in der Betreuung von Menschen mit Demenz. Oftmals ist es eine Handlung *gegen* das eigene innere Wissen und gegen das vorhandene Mitgefühl für den bedürftigen Menschen.

Eigene Erwartungen und Einstellungen

Nach meiner Erfahrung und nach Erzählungen anderer Betreuungspersonen kommt aber eine besondere Bedeutung dem Druck zu, den man *sich selbst* macht. In meiner beruflichen Tätigkeit als Altenpflegerin habe ich mich lange Zeit vor allem durch meine unbewussten Erwartungen an mich selbst unter Druck gesetzt. Und mich dann noch zusätzlich durch vermeintliche oder geäußerte Ansprüche anderer unter Druck setzen lassen.

Daher kenne ich von mir selbst und auch von anderen Betreuenden die unterschiedlichsten Erwartungen an die eigene Person. Zum Beispiel: »Ich muss allen irgendwie gerecht werden. Ich sollte immer geduldig und einfühlsam sein. Ich muss diesen Menschen irgendwie dazu bringen, das zu tun, was ich oder andere für ihn als richtig erachten, zum Beispiel abends zu Bett zu gehen, sich ausziehen zu lassen, sich waschen zu lassen, die Medikamente einzunehmen und so weiter. Ich bin für alles verantwortlich. Es muss mir doch gelingen, diesen Menschen zu trösten, ihm oder ihr die Angst zu nehmen, aufzuheitern, damit er oder sie endlich zufrieden sein kann. Oder die Person muss doch jetzt zufrieden sein, wenn ich mir schon extra Zeit nahm und mich ihr zuwendete, und so weiter. (Damit *ich* zufrieden sein kann!)«

In der Praxis zeigte sich mir deutlich, dass mit vielem »Gut-Zureden« bei Menschen mit Demenz noch lange nicht Gutes erwirkt ist. Meine Versuche, ihnen das eine einzureden und das andere auszureden, scheiterten kläglich, denn das war es nicht, was sie von mir *brauchten*. Und ich erkannte im Laufe der Jahre immer mehr, dass mein eigener Druck jegliche Tiefe und für mich erfüllende Begegnung verhinderte. (Dennoch halte ich es für schwer, sich keinen Druck zu machen.)

Die eigene Erwartungshaltung überträgt sich auf den Menschen mit Demenz. Er spürt den inneren Druck der Betreuungsperson, wenn diese von ihm ein bestimmtes Verhalten erwartet. Die innere Einstellung beherrscht dann letztendlich die Situation. Dazu ein konkretes Beispiel:

Im Rahmen einer Praxisbegleitung zum Thema »Wertschätzender Umgang mit Menschen mit Demenz« machte ich folgende Beobachtung, die die Auswirkung des inneren Druckes sehr anschaulich darstellt.

Eine Frau mit Demenz saß nicht ganz gerade, sondern etwas seitlich auf einem Stuhl mit halbrunden Armlehnen. Sie war dadurch nicht sturzgefährdet, aber die linke Armlehne drückte sie sicherlich in ihren linken Rückenbereich. Die Pflegeperson ging zu dieser Frau, um ihr ein einfühlsames Gespräch anzubieten, denn sie weinte sehr oft aus nicht bekannten Gründen. Zu diesem Zeitpunkt saß sie jedoch still auf diesem Stuhl und weinte nicht.

Allerdings saß sie nicht »richtig« auf dem Stuhl! So machte es sich diese Pflegeperson zur Aufgabe, die Frau dazu zu bringen, sich richtig in den Stuhl zu setzen, damit sie angenehmer sitzen kann. Erst einmal ist dies der innere Anspruch der Pflegeperson, nicht der Frau mit Demenz. Denn diese zeigte keine Anzeichen von Unwohlsein. Mit geduldigen und einfachen Aufforderungen versuchte nun die Pflegeperson, diese Frau dazu zu bringen, ihre Sitzposition »richtig« zu verändern. Die Frau mit Demenz konnte jedoch diese Aufforderung nicht nachvollziehen und blieb unverändert sitzen. Etwa fünf Minuten redete die Pflegeperson freundlich und geduldig auf diese Frau ein und versuchte dabei unterstützend mit verschiedenen Berührungen, ihre Absicht zu verdeutlichen. Diese Frau mit Demenz fühlte sich aber scheinbar zunehmend bedroht und bedrängt, fing an zu weinen und äußerte sich mit unklaren Worten immer verzweifelter. Zu guter Letzt hinterließ die Pflegeperson eine weinende, verzweifelte Frau, die immer noch nicht richtig auf dem Stuhl saß.

Die Pflegeperson fühlte sich ebenso hilflos und traurig. Sie sagte, sie sei innerlich immer mehr unter Druck gekommen, weil diese Frau sie nicht verstand und ihre Position nicht änderte. So kam auch die Frau mit Demenz immer mehr unter Druck, der sich wie beschrieben äußerte. Die Pflegeperson beabsichtigte nur »Gutes«, nahm sich Zeit, zeigte Geduld und setzte alles ihr zur Verfügung Stehende ein. Doch was sie *erwirkte*, waren Not, das Gefühl, unverstanden zu sein, und Hilflosigkeit.

Der vermutete Hilfebedarf

Derartige Erfahrungen in der Begleitung von Menschen mit Demenz sind meist sehr frustrierend und demotivierend. Hauptursache ist die innere *Vorstellung* davon, wie etwas zu sein hat, oder ein vermuteter Hilfebedarf. Dies erzeugt meist einen starken inneren Druck in der betreuenden Person, der von ihr unbeabsichtigt weitergegeben wird.

So wie hier geschildert, nehme ich immer wieder wahr, dass in die Menschen mit Demenz eine Not hineininterpretiert wird, obwohl es keine Anzeichen dafür gibt. Sie entsprechen vielleicht mit ihrem Verhalten nicht unseren Gewohnheiten und Vorstellungen, aber sie erleben deshalb nicht gleich eine Not. Die Not liegt dann eher auf der Seite der Betreuungsperson, weil sie mit ihren eigenen Gefühlen, Irritationen und ihrer enttäuschten Vorstellung (»Diese Frau soll gerade auf dem Stuhl sitzen«) konfrontiert wird.

Auch dadurch kann innerer Druck entstehen und die unterschiedlichsten Ansprüche an sich selbst wie: »Da müsste ich mich jeden Tag mindestens eine Stunde zu ihr hinsetzen« und gleichzeitig: »Das ist ja unmöglich zu leisten« oder »Das kann man doch nicht zulassen, das ist ja würdelos« – wie im folgenden Beispiel:

Eine Frau mit Demenz war gefährdet, aus dem Bett zu fallen, trotz angebrachter Bettseitenteile. Aus dem daraufhin fachgerecht angebrachten Bauchgurt hatte sie sich als ehemalige Artistin befreit. Erst aufgrund der Strangulationsgefahr bekam sie ein »Pflegenest« (die Matratze direkt auf dem Boden, mit Bettzeug und je nach Bedarf mit diversen persönlichen Dingen) und krabbelte in ihrem Zimmer und manchmal auch auf dem Flur auf dem Fußboden, denn sie konnte nicht stehen. Sie war dabei in der Lage, darauf zu achten, dass sie nicht an Gegenstände stieß, ansonsten hätte sie einen Schutzhelm benötigt. Manche Pflegepersonen empfanden es »entwürdigend« für diese Frau, dass sie auf dem Boden krabbelte, noch dazu als ehemalige Artistin. Sie aber bewegte sich einfach frei umher.

(Wie würden Sie das erleben, wenn sich ein Ihnen nahestehender Mensch in einem Heim oder zu Hause auf dem Boden kniend bewegt, statt mit einem scheinbar sicheren Fixiergurt gesichert zu werden?)

Ein anderes Beispiel:

Eine Tochter meinte, sie müsse jetzt bei der Mutter die Fenster putzen und deren Wohnung wieder so richtig auf Vordermann bringen, weil ihr auffiel, dass einiges nicht mehr so sauber war wie früher. Sie nahm bei ihrer Mutter einen Bedarf an Unterstützung an. Die Mutter aber nahm ihre Situation gar nicht so wahr. Sie fühlte sich möglicherweise übergangen, fremdbestimmt und in ihren Fähigkeiten infrage gestellt, als ihre Tochter wohlmeinend sagte: »Mama, ich komme nächsten Montag und putze dir die Fenster und dann putze ich dir die Wohnung mal richtig durch.« Deshalb reagierte diese sofort abwehrend, das könne sie schließlich noch selbst und sie brauche niemanden. Das Vertrauen war getrübt. Das spürte die Tochter sofort. Es waren die Bedürfnisse der Tochter, nicht die der Frau mit Demenz.

Hier ein Beispiel, in dem der Umgang besser gelang:

Ein betroffener Sohn erzählte mir, dass seine Mutter inzwischen sehr dement sei, er sie aber so lange wie möglich in ihrer Wohnung leben lassen möchte. Dass vieles nicht mehr so sauber ist in dieser Wohnung wie früher, nehme er in Kauf. Er mache unter Zustimmung seiner Mutter (und das dauert oft Tage) nur das »Notwendigste«, sodass keine Gefährdung entsteht. Er geht jeden Tag für kurze Zeit zu ihr und kann so beobachten, dass sie in dieser Weise mit der Krankheit leben kann. Seine Ehefrau unterstützt ihn dabei durch Gespräche seelisch und moralisch, meinte er. Die Stromquellen sind abgestellt, so muss auch im Haus niemand um sich fürchten. Die Körperpflege übernimmt ein Pflegedienst. Meist lässt sie diese zu, weil ihr auch hier ein Entscheidungsspielraum gewährt wurde und so das Vertrauen dieser Frau gewonnen werde konnte. Mit dem »Essen auf Rädern« ist sie zufrieden. Der Sohn nimmt keine Not an seiner Mutter wahr. Aber: »Es ist nichts mehr, wie es war!«

Ergänzend ist zu sagen, dass es sehr wohl eine tatsächliche Not und tatsächlichen Handlungsbedarf gibt bei Menschen mit Demenz, die oftmals *nicht* als Not wahrgenommen werden, sondern als ein »herausforderndes Verhalten«. Angefangen bei körperlichen Beschwerden wie Verdauungsproblemen, Juckreiz, Schmerzen und so weiter, bis zu psychischen Nöten wie Ängsten oder Einsamkeit. So in dieser Situation:

Eine Frau mit einer beginnenden Demenz in einem Pflegeheim entwickelte die »Wahnvorstellung«, es seien nachts Männer in ihrem Zimmer und sie müsse bei Pornofilmen mitmachen. Der Fernseher lief abends immer bei ihr, niemand wusste, welche Filme gerade gezeigt wurden. Um sich zu schützen, stellte sie jeden Abend zwei Sofas übereinander vor die Zimmertür in ihrem

Zimmer. *Das* war aus Sicht der Betreuenden das Problem, denn sie konnten auf Kontrollgängen nachts nur noch erschwert in das Zimmer. Nicht die Ängste und Verzweiflung dieser Frau standen im Vordergrund, sondern ihr Umgang damit. Demzufolge waren auch die Maßnahmen entsprechend und die Frau blieb weiterhin in ihrer Angst und Verzweiflung allein.

Der Umgang mit dem inneren und äußeren Druck

Ich habe bemerkt: Wenn ich mich frei mache von äußerem und innerem Druck, dann erfahre ich die Menschen immer wieder neu.

Aber inwieweit ist es *möglich*, sich frei zu machen von den eigenen Erwartungen und denen der anderen; offen zu sein, seine Frau oder seinen Mann zu stehen, zu enttäuschen oder für die nötige Klarheit zu sorgen?

Ich halte es für wichtig, für sich innerlich zu sortieren und zu reflektieren, wodurch bestimmte Annahmen (»Andere erwarten, dass ich meine Mutter wenigstens an Weihnachten mit nach Hause nehme«) und Erwartungen an sich selbst (»Ich muss das irgendwie«) zustande kamen. Es kann sehr entlastend und klärend sein, diese zu überprüfen und sie dahingehend zu hinterfragen, ob sie wirklich gültig bleiben sollen und ob es wirklich hilfreich ist, nach ihnen zu handeln.

Handlungskompetenz festigen

Folgende Frage können wir uns im Zusammenhang mit den Erwartungen anderer stellen: Verfügen die Menschen, die Erwartungen aussprechen, über alle notwendigen Informationen, um die Situation, meine Entscheidung und mein Handeln gegenüber Menschen mit Demenz verstehen zu können?

Hierzu zwei Beispiele:

Ich hatte eine Nachbarin, die sich im Anfangsstadium einer Demenz befand. Sie saß häufig auf der Bank vor dem Haus und redete mit den anderen Nachbarn. Dabei sprach sie oftmals über aus deren Sicht unwahre Begebenheiten und beschuldigte andere dabei. Die Nachbarn reagierten zunehmend entsetzt auf das Verhalten der alten Frau. Ihre Tochter wusste, wie sehr sich die Nachbarn über die Aussagen ihrer Mutter aufregen und dabei letztendlich von ihr erwarten, etwas dagegen zu tun. Nur was?

Demzufolge sperrte die Tochter die Wohnungstür der Mutter von außen ab, damit sie nicht mehr aus ihrer Wohnung konnte, in der sie allein lebte. Eines Tages stieg diese Frau aus dem Fenster (im Erdgeschoss), da sie ja nicht zur Tür hinauskonnte. Unbeabsichtigt wurde dieses Verhalten durch die Entscheidung der Tochter gefördert. Sie wollte eigentlich nur ihre Mutter und sich selbst schützen vor den Erwartungen und Urteilen anderer. Schließlich kam meine Nachbarin ins Heim, obwohl sie sich noch selbst versorgen konnte.

Vielleicht hätten die Nachbarn mehr Verständnis für die Äußerungen der alten Frau aufgebracht, wenn sie mehr Informationen über ihre beginnende Krankheit und ihre Lebenssituation bekommen hätten. Möglicherweise wäre für sie eine erste Entscheidung der Tochter, die Mutter »zu lassen«, obwohl sie sich verändert, akzeptabel gewesen.

Einmal wurde ich zu einer Besprechung gebeten, in der es um eine Frau mit Demenz gehen sollte, die meist nackt in ihrem Zimmer saß, an der Zimmertür stand oder auf der Pflegestation umherging. Dazu hatte sie auch noch eine Brust amputiert, wodurch ihr Verhalten die Vorübergehenden (Besucher, Heimleitung, Pflegende und Mitbewohner) noch mehr irritierte.

Ihr Verhalten wurde als »herausfordernd« bezeichnet, obwohl diese Frau sicher niemanden herausfordern wollte, sondern sich so einfach wohlfühlte. Dies sagte sie auch deutlich, und sie wäre früher schon eine »FKKlerin« gewesen. Nur selten sah man sie mit einem Bademantel bekleidet.

Manche Pflegepersonen hatten ein großes Problem damit, selbst wenn sie nur in ihrem Zimmer nackt auf ihrem Bett saß. Sie zitierten sie in ihr Zimmer, wenn sie nackt an der Tür stand, und forderten sie generell dazu auf, sich anzuziehen, wenn sie nackt war. Woraufhin die Bewohnerin wütend wurde, schimpfte und ab und an auch nach der Pflegeperson schlug.

Die Heimleitung sah sich aufgrund der Beschwerden von Besuchern gezwungen, das Pflegepersonal darin anzuweisen, darauf zu achten, dass diese Frau nicht mehr nackt an ihrer Zimmertür steht.

Als ich diese Frau besuchte, saß sie in aufrechter Haltung, nackt – mit einer schönen Halskette geschmückt – an ihrem Bettrand, die Beine übergeschlagen, wie eine »feine Dame«. Tatsächlich sah ich sie dabei im Kostüm und mit Hut vor mir sitzen. (Da wusste ich noch nicht, dass sie früher häufig Kostüme und Hüte getragen hatte.) Sie war äußerst freundlich zu mir, sehr sprachgewandt und ich merkte sofort, dass sie eine gebildete Frau war. Ich konnte mir auch gut vorstellen, dass sie sich nicht einfach von anderen sagen ließ, wie sie sich zu verhalten hätte. Schon gleich gar nicht in einer bestimmenden Weise. So empfahl ich, dieser Dame ihren Bademantel freundlich und respektvoll anzubieten, gegebenenfalls nachzutragen, wenn sie nackt im Türrahmen stand oder außerhalb des Zimmers unterwegs war – schon, um sich nicht zu erkälten. Keinesfalls aber schien es hier angebracht, diese Frau in ihr Zimmer zu zitieren, denn sie würde sich bevormundet und fremdbestimmt fühlen, woraufhin sie dann wütend reagierte. In ihrem Zimmer sollte ihr Bedürfnis nach Nacktheit in jedem Fall respektiert werden. Es war ja *ihr* Zimmer.

Auch hier zeigte sich viel Aufklärungsbedarf, bei dem Pflegepersonal und bei den Besuchern, damit diese mehr ins Verstehen kommen konnten. Das hieß aber noch nicht, dass alle mit Toleranz und Verständnis reagiert hätten. Selbst dann, als die Besucher mehr Informationen hatten, beschwerten sich manche von ihnen noch weiter: Man müsse doch in der Lage sein, das in Griff zu bekommen. Und das machte der Heimleitung und den Pflegepersonen weiterhin Druck.

In Situationen wie der eben beschriebenen können Menschen an ihre eigenen Grenzen und an sie irritierende Gefühle kommen. Deshalb erwarten sie, dass andere dafür sorgen, dass sie die für *sie selbst* peinliche, irritierende oder ungewohnte Situation nicht erleben müssen – und verlangen sofortige Änderung.

Das Gefühl, »Opfer« zu sein

Überlegen Sie einmal Folgendes in Bezug auf Ihren Pflegealltag: Bin ich bereit, andere zu informieren und aufzuklären, oder fühle ich mich durch eine geäußerte Frage »infrage« gestellt und in meiner Fürsorge nicht wertgeschätzt?

Ich erinnere mich an Situationen, in denen ich mich als Pflegeperson »infrage gestellt« gefühlt hatte, nur weil eine Angehörige danach fragte, weshalb Frau X heute im Bett sei. Ich rechtfertigte in scharfem Ton meine pflegerische Entscheidung, verteidigte mich und das Team dabei – so, als hätte die Fragende eine Anklage ausgesprochen. Ich empfand ihre Frage als feindselig, fühlte mich als ihr »Opfer« und behandelte sie deshalb als »Täterin«. Später konnte ich im Rahmen einer Supervision erkennen, dass ich mich vor mir selbst rechtfertigte, weil *ich* mit mir unzufrieden war. Und dies aufgrund meiner überhöhten, zum Teil unerfüllten und unerfüllbaren Ansprüche an mich als Pflegeperson.

Vielleicht fühlen Sie sich auch manchmal als Opfer von Angehörigen anderer oder von eigenen Angehörigen, von Nachbarn, von Rahmenbedingungen und Richtlinien, von Vorgesetzten, Teamkollegen und als Opfer vom alten, kranken Menschen?

Es ist nicht immer leicht, Angehörigen oder Personal auf Fragen zu antworten, sie zu informieren und über die eigene Vorgehensweise in Kenntnis zu setzen! Denn es kann sehr rasch geschehen, dass man sich durch geäußerte Fragen in seiner Arbeit als Pflegende oder Betreuer infrage gestellt fühlt, beziehungsweise sich in seiner Fürsorge für den Menschen mit Demenz nicht wertgeschätzt fühlt.

Dieses »Opfergefühl« bei sich wahrzunehmen und es nach und nach – ohne sich dafür zu verurteilen – ablegen zu können, ist eine Herausforderung, die der Pflegeberuf, ja, das Leben immer wieder neu stellt. Der Pflegeberuf ist eine großartige Chance, darin zu wachsen und mit sich selbst in Einklang zu kommen.

In diesem Zusammenhang sind für mich die Worte von Paul Ferrini täglich aktuell:

»Bist du das Opfer der Ereignisse oder ein Mensch, der sie nutzt, um daraus zu lernen? Siehst du deine Erfahrungen als Segen oder als Bestrafung? Jede Erfahrung ist eine Gelegenheit, die Wahrheit anzunehmen und die Illusion zurückzuweisen. In diesem Sinne gibt es keine besseren oder schlechteren Erfahrungen. Alle Erfahrungen tragen das gleiche Potenzial in sich.«[2]

Dies bedeutet, dass wir uns entscheiden können, *wie* wir etwas erleben: als Opfer – oder als einer, als eine, die eine Chance erhält zu wachsen.

Information schafft Vertrauen

Inzwischen zeigte mir meine Erfahrung, dass es nötig ist, mich als Pflegeperson mitzuteilen, um für andere in meiner Sichtweise, Entscheidung und Handlung nachvollziehbar zu sein. Auch unter Berücksichtigung des Datenschutzes kann klare und wertschätzende Kommunikation praktiziert werden.

Dabei ist ein guter Informationsfluss von entscheidender Bedeutung. Dieser beginnt schon bei der Aufnahme des Menschen mit Demenz durch einen ambulanten Pflegedienst oder in einem Pflegeheim. Es ist sehr wichtig, dass keine unrealistischen Zusagen gemacht werden und dass den persönlichen Bezugspersonen klare Auskunft darüber gegeben wird, welche Leistungen erbracht werden können und welche nicht. Dazu sind für Bezugspersonen spezifische Informationen über die möglichen Auswirkungen der demenziellen Erkrankung unbedingt nötig. Ebenso notwendig sind Informationen über die Praxis einer ganzheitlichen und wertschätzenden Pflege und Begleitung von Menschen mit Demenz. Dies könnte in Form von kostenlosen Informationsabenden durch Fachreferenten für persönliche Bezugspersonen angeboten werden. Die Erfahrung zeigt: Durch mehr fachliche Informationen tritt für alle eine Entlastung ein und wächst gegenseitiges Vertrauen.

Gleichermaßen wäre es für pflegende Angehörige wichtig, dass die Gesellschaft mehr Informationen über die Auswirkungen einer demenziellen Erkrankung erhält und an sich heranlässt. Wenn man von dieser Krankheit nicht betroffen ist, ist es schwer nachvollziehbar, in welche Situationen und Konflikte man als persönliche und pflegerische Bezugsperson kommen kann.

Den Druck wahrnehmen und ihm begegnen – Impulse, Fragen und Beispiele

Eine sehr wichtige und vielleicht ungewöhnliche Frage finde ich: Wie würde ich mich eigentlich fühlen in der Betreuung eines Menschen mit Demenz, wenn ich dessen Bedürfnisse und Lebensgefühl *in den Vordergrund* meiner Entscheidungen stelle? (Vielleicht hätte auch *ich* dann ein anderes Lebensgefühl?)

In der stationären und ambulanten Pflege stellt sich, besonders in Bezug auf das Übernehmen der Körperpflege, oftmals ein enormer Druck ein. In der ambulanten Pflege ist der Rahmen noch enger, weil die Pflegeperson nur zu einem bestimmten Zeitpunkt am Tag dieses Angebot machen kann. Häufig geht es darum, wie es gelingen kann, dass Menschen mit Demenz das pflegerische Angebot annehmen können.

Ich habe schon die unterschiedlichsten Varianten aus der Praxis gehört, wie es gelungen ist, Menschen mit Demenz ein Wohlgefühl zum Beispiel bei einem Vollbad zu geben, die dies sonst kategorisch abgelehnt hatten. Kreative Ideen, wie etwa das Angebot eines »echten« Bohnenkaffees und einer Zigarette in der Badewanne für einen »Lebemann«. Eine selbst gebastelte Krone für eine Dame, die darauf bestand, immer mit »Prinzessin« angesprochen zu werden. So nahm sie mit Stolz ein »Prinzessinnenbad«.

Das Zugeständnis, beim Baden das Nachthemd anzulassen, um so das Schamgefühl der Erkrankten zu respektieren. Oder das Angebot eines Wohlfühlbades mit Musik und Düften.

Die Pflegepersonen strahlten, als sie mir von diesen Lösungen erzählten. Es ging ihnen gut damit, dass ihr pflegerisches Angebot von den Menschen mit Demenz angenommen werden konnte.

Natürlich gilt es zuerst immer zu hinterfragen, weshalb ein Bad abgelehnt wird, und ein Nein sollte aus meiner Sicht unbedingt respektiert werden. Deshalb ist noch keine »Selbstgefährdung«, wie eine Gefahr der Hautschädigung oder Verwahrlosung, zu befürchten.

Folgende Fragen möchte ich im Zusammenhang mit den eigenen Erwartungen stellen:

- Wann ist für mich eine Begegnung mit Menschen mit Demenz *erfolgreich*?

- Wann hat es sich für mich *gelohnt*, mir Zeit zu nehmen und präsent zu sein?
  (Wenn der alte Mensch ein von mir so empfundenes »störendes Verhalten« ablegt? Wenn das gewünschte Verhalten anhält?)

In meinen Seminaren und Erzählungen über die Begegnungen mit Menschen mit Demenz werde ich *immer* gefragt, ob und wie lange die Auswirkung einer wertschätzenden Begegnung bei dem Menschen mit Demenz anhält. Ich merke an mir, dass ich manchmal die Frage an sich schon als nicht genügend wertschätzende Haltung gegenüber dem Menschen mit Demenz und der Begegnung mit ihm erlebe.

Die Kostbarkeit eines intensiven Kontaktes liegt im *gegenwärtigen Erleben* und nicht im »Danach«. Der »Lohn« wird unmittelbar empfangen.

Möglicherweise sind einem selbst die Ansprüche an sich und an den Menschen mit Demenz nicht wirklich bewusst. Aus meiner Sicht ist es ein sehr hoher Anspruch an sich und den anderen, wenn ich erwarte, dass ich etwas sagen oder tun können muss, wodurch der Mensch mit Demenz sein Verhalten so ändert und dies auch noch in der Weise anhält, wie ich meine, dass es besser ist. Was ist, wenn mir dies nicht gelingt – bin ich dann unfähig? Oder ist der Mensch mit Demenz unfähig?

Ich meine, es geht in unserer ganzen Arbeit mit Menschen mit Demenz nicht darum, ihr Verhalten zu ändern. Es geht aber immer darum, dass wir uns bemühen, die *verschlüsselte Botschaft der Menschen mit Demenz* in ihren Worten und in ihrem Verhalten wahrzunehmen, zu deuten und möglichst zu verstehen.

Auch das ist ein Anspruch, welcher aber die wirklichen Bedürfnisse und die Not dieser Menschen mehr berücksichtigt. Und der heilsame Kommunikation möglich macht.

Betreuende äußern oftmals: »Die weint dann aber immer noch«, »Der schreit eh gleich wieder«, »Das bringt nichts … die will das trotzdem nicht«, und Ähnliches mehr, und sie meinen damit, sobald sie ihr Angebot beenden, sei der Mensch mit Demenz bald darauf wieder so wie vorher.

Die Erwartung, dass Herr X nicht mehr auf den Tisch klopft, nachdem ich mich ihm zugewendet habe, ist aus meiner Sicht überhöht. Dies führt in der Praxis häufig dazu, dass die Kontaktaufnahme erheblich reduziert wird, »weil es ja eh nichts bringt«. Diese Vorstellungen verhindern – aus meiner Sicht – in Wirklichkeit den echten Kontakt mit der an Demenz erkrankten Person.

Zum einen werden Verhaltensäußerungen wie ständiges Rufen, Klopfen, Klingeln, Tönen, Hin-und-her-Wippen, und so weiter sehr oft psychologisiert (etwa »dem ist *nur* langweilig«, »die will *nur* Zuwendung«) und demzufolge wird ausschließlich auf dieser Ebene zum Beispiel mit einem Kontaktangebot reagiert. Und zum anderen wäre es unbedingt not-wendend, dass diese Äußerungen von Menschen mit Demenz auch auf der körperlichen Ebene hinterfragt werden. Es können Mitteilungen sein über Schmerzen, Verdauungsprobleme, Harnwegsinfekte oder ganz einfach über Durst, das Bedürfnis, auf die Toilette gehen zu können, darüber, dass es dem Gegenüber zu kalt oder zu laut ist, und anderes mehr. Natürlich hält dann ein Gesprächsangebot auch nicht an.

Gleichzeitig bin ich immer wieder erstaunt, wie gut viele Pflegepersonen die Bedürfnisse und Botschaften eines Menschen mit Demenz kennen, wenn sie die zuständige pflegerische Bezugsperson sind und die direkte Pflege erbringen. Dies erkenne ich daran, wie differenziert und reflektiert ihre Aussagen über den Menschen sind und wie professionell und ganzheitlich sie ihre Entscheidungen begründen.

Wertschätzung sich selbst gegenüber

Weitere Fragen an Sie selbst, bezüglich des eigenen Erlebens und der eigenen Bedürfnisse, könnten wie folgt aussehen:

- Wie fühle ich mich in der Begegnung mit dem Menschen mit Demenz?
  (Zum Beispiel die Ehefrau, die von ihrem Mann mit Demenz nicht mehr erkannt wird.)

- Was und wie viel von mir bin ich bereit, in die Begegnung einzubringen?
  (Zum Beispiel der Sohn, der noch nie bewusst von seinem Vater in den Arm genommen wurde und jetzt, wo der Vater an einer Demenz erkrankt ist, sucht dieser Körperkontakt zu ihm.)

- Überfordere ich mich dabei nicht selbst?
(Die Pflegeperson, die die Trauer einer Frau mit Demenz um ihre verlorenen Kinder nicht mehr aushält.)

- Wie gehe ich mit mir selbst um?
(Der Ehemann, der sich seinen Schmerz über den zunehmenden Verlust seiner Frau, so wie er sie kannte, nicht eingesteht. Oder der sich nicht zugesteht, diesen Schmerz *auszudrücken*.)

- Wie beginne ich den Tag? Nehme ich etwa gedanklich schon die Katastrophen vorweg, bevor ich in der Arbeit beziehungsweise bei dem Menschen bin?
(Die Pflegeperson, die schon auf der Fahrt zum Dienst innerlich sämtliche möglichen unangenehmen Situationen vorwegnimmt und dann keine Freude und keine Kraft mehr hat. Oder die Tochter, die morgens, wenn sie aufwacht, sofort in Gedanken bei ihrer kranken Mutter ist und voller Sorge und Zweifel frühstückt, bevor sie wirklich mit ihr in Kontakt getreten ist. Aus dieser inneren Stimmung werden sie dem anderen begegnen!)

- Gebe ich mir selbst Raum im Alltag (besonders als Angehörige) oder dreht sich alles nur noch um den scheinbar Bedürftigeren?
(Die Schwester, die sich jeden Tag mit letzter Kraft in das Pflegeheim schleppt, um ihren Bruder zu betreuen und nach dem Rechten zu sehen. Oder der Sohn, der sein ganzes Leben nun auf die kranke Mutter abstimmt und dabei auf die eigenen Bedürfnisse zu wenig achtet, auf Gemeinsamkeiten mit seiner Familie verzichtet, sodass diese womöglich auch durch die Situation überlastet wird.)

- Was macht mir Freude, was erfüllt mich?
(Die Pflegeperson, der immer mehr die Lebensfreude abhandenkommt, weil sie keine Energie mehr hat, in ihrer Freizeit Dinge zu tun, die ihr Freude bereiten. Die Kontakte immer weniger pflegt, weil sie sich nur noch müde und frustriert fühlt und ihr einfach alles zu viel ist.)

- Wo nehme ich Zuflucht?
(Die Angehörige, die schon niemandem mehr darüber erzählen will, wie es ihr damit geht, dass sie ihre Mutter ins Heim geben musste. Es plagen sie immer noch große Zweifel und auch Selbstvorwürfe. Aber wem kann sie das nach Jahren noch sagen? Wer versteht sie da noch?)
Ich als freiberufliche Referentin etwa komme in so viele Einrichtungen und Pflegesituationen im ambulanten Bereich, ich höre und sehe vieles an Nöten der Menschen. Mein Wirkungsspektrum ist begrenzt, wie das eines jeden anderen auch.
Eine Predigt zu dem biblischen Text »Wie soll das gehen, dass alle satt werden?« gab mir persönlich vor Jahren einen entscheidenden Hinweis: In der Überlieferung sagt Jesus: »Bildet kleine Gruppen zu je fünfzig.« So wird das Leid überschaubar. Wenn wir dagegen auf die Masse schauen, werden wir entmutigt und fangen erst gar nicht an zu helfen. Wir können letztlich nur unterstützen, wenn wir *den Einzelnen* sehen!
Eine ähnliche Erzählung gibt es über Mutter Teresa. Gefragt: »Ist das nicht völlig aussichtslos? Hier sind Tausende von Hungrigen?«, antwortet sie mit einem Kind auf dem Arm: »Ich gebe gerade *einem* Kind zu essen.« Den Augenblick wahrnehmen. Und handeln.

- In welcher Weise sorge ich für mich?
  (Manchmal ist es leichter, für andere zu sorgen als für sich selbst. Es gibt viele Möglichkeiten, um vor sich selbst argumentieren zu können, warum man keine Zeit dafür hat, für sich zu sorgen. Oftmals wird dies als ein »herausfordernder« Lernprozess erfahren. Ein Schritt wäre etwa, heute bei dem Vater nicht anzurufen oder zur Mutter nicht hinzugehen. Es könnte sein, dass die alten Menschen selbst sich – berechtigterweise – auch durch übermäßige »Zuwendung« dieser Art kontrolliert fühlen.)

Schritte zur Veränderung

In Seminaren begegne ich häufig der Frage: »Kann ich wertschätzend mit anderen umgehen, wenn ich mit mir selbst nicht achtsam bin?«

Diese sehr wichtige Frage bildet für mich die Basis allen Umgangs mit Menschen, insbesondere mit Menschen, die abhängig sind von uns. Deshalb ist es, wenn wir »würdevoll« mit Menschen mit Demenz umgehen wollen, unverzichtbar, uns immer wieder nach unserem eigenen Erleben zu fragen und immer wieder die eigene Motivation für eine Handlung zu hinterfragen.

Vielleicht haben Sie sich beim Lesen schon mit so manch beschriebener Situation identifizieren können. Es ist jedem Menschen freigestellt, wie er mit sich umgeht und ob er eine Veränderung in seinem bisherigen Erleben der Situation anstrebt. Falls Sie etwas verändern wollen, lade ich Sie dazu ein, mit der oder den Frage(n) zu arbeiten, die Sie angesprochen haben. Einige Fragen betreffen Ihre Selbstwahrnehmung, andere Fragen wiederum sind darauf ausgerichtet, die eigenen Ressourcen (Quellen, aus denen wir schöpfen) wieder mehr bewusst werden zu lassen, um sich wieder mit ihnen zu verbinden. Häufig ist nur die Verbindung zu diesen Quellen des eigenen Seins unterbrochen.

Welche Schritte können Sie vollziehen, um eine Veränderung einzuleiten?

- Als *ersten Schritt* formulieren Sie in einem Gespräch mit einer Vertrauensperson oder für sich schriftlich oder für sich laut aussprechend (etwa in der Natur) ihre Antworten auf die von Ihnen gewählten Fragen. Es ist wichtig, dass sie die Antworten *aus sich herausbringen*, denn zum einen hilft das, für sich klarer zu werden, und zum anderen ist die Erleichterung wesentlich intensiver.

- Der *zweite Schritt* wären dann Überlegungen: Wie möchte ich, dass es in Zukunft sein soll? Was brauche ich und wie möchte ich sein? Zum Beispiel jeden Tag für mich eine Stunde Zeit haben. Oder in Ruhe und mit meiner Energie morgens, mittags oder abends am Arbeitsplatz ankommen, und so weiter.

- Der *dritte Schritt* beinhaltet konkrete Bewegungen auf dieses Ziel zu: Wie soll das gehen?
  Denkbar wäre zum Beispiel ein Gespräch mit dem persönlichen oder öffentlichen sozialen Umfeld, in dem das Bedürfnis nach Entlastung klar mitgeteilt wird und um verbindliche Unterstützung für diese eine Stunde täglich gebeten wird.
  Oder die gezielte Gestaltung des Tagesbeginns durch Meditationsmusik oder andere Musik, durch ein Gebet, eine Meditation, einen Spaziergang, einen Tanz, eine Gebärde (eine bestimmte körperliche Haltung oder langsame Bewegung), eine Tasse Tee, dadurch,

den Kaffee in Ruhe zu trinken, sich fünf Minuten bewusst auf den Boden zu legen. Wie können Sie sich in Ruhe sammeln vor dem Weg zur Arbeit?
Aus eigener Erfahrung weiß ich, wie wichtig es ist, und zugleich, wie schwierig es ist, die vorwegnehmenden Fantasien und belastenden Gedanken erst einmal zu bemerken, wahrzunehmen und sich davon zu verabschieden. Immer und immer wieder ist es nötig, dies zu üben, wenn wir nicht Opfer unserer schon vorweggenommenen Problemsituationen werden wollen und dies nicht mehr mit dem Verlust unserer Lebensfreude, Energie und vielem mehr bezahlen wollen.
Mit jedem Bewusstwerden der eigenen Gedanken werden diese zumindest für einen Augenblick angehalten und wir können uns *entscheiden*, den belastenden Gedanken (»Was wird denn heute wieder alles mit ihr los sein?« oder »Was wird heute wieder alles auf mich zukommen?« oder »Wenn es nur schon Abend wäre!«) weiterzudenken oder nicht. Es ist damit zu rechnen, dass der Gedanke bald wieder da sein wird, und wir können uns wieder entscheiden, wenn wir ihn bemerken, so nicht weiterzudenken, und uns dadurch in Offenheit üben. Immer und immer wieder. Versuchen Sie es – Sie werden in Ihrem Alltag Veränderungen feststellen!

Eigene Werte, Vorstellungen und Emotionen

Sich seiner eigenen Vorstellungen, zum Beispiel in Form von Befürchtungen, besser bewusst zu werden, ist ein wesentlicher Schritt hin auf einen wertschätzenden Umgang mit Menschen mit Demenz. Denn die Begegnung mit ihnen und der Verlauf des Kontaktes werden erheblich von unserer eigenen Befindlichkeit beeinflusst.

Dazu gehört es auch, welches Verhalten von Menschen mit Demenz wir für richtig und oder falsch erklären und als gut oder schlecht bewerten beziehungsweise als »pathologisch«. Je nachdem, welche Vorstellungen von Ordnung und Sauberkeit, Angemessenheit oder Sinnhaftigkeit wir haben, dementsprechend werden wir das Verhalten des anderen bewerten, uns verhalten und danach handeln. Dazu ein Beispiel:

Eine Frau mit Demenz räumte den ganzen Tag in ihrem Zimmer ihre Dinge umher. Zum einen versuchte sie sich dadurch im Raum zu orientieren und zum anderen war sie mit Ernsthaftigkeit und Hingabe mit sich und ihren Dingen beschäftigt. Sie tat dies von sich aus und zeigte keine Anzeichen von Langeweile. Nun beschwerten sich aber Angehörige darüber, wie es bei der Mutter im Zimmer aussehen würde, mit den Worten: »Das ist ein richtiger Saustall. Da hätte sie auch zu Hause bleiben können!« (Auch Pflegepersonen und Reinigungspersonen haben eine eigene Vorstellung von Ordnung und Sauberkeit und manche von ihnen versuchen durchaus, diese Vorstellung »gegen« die Zustimmung des Menschen mit Demenz durchzusetzen.)

Auch hier stellt sich wieder die Frage nach der »guten« Pflege und woran wir diese messen.

Die Konsequenz in dieser Situation war, dass die persönlichen Schränke dieser Frau abgeschlossen wurden, so konnte sie nicht mehr räumen und das Zimmer war ordentlich. Nur *die Frau* fühlte sich nicht mehr innerlich »aufgeräumt«. Sie lief den Pflegepersonen hinterher in ihrer Not, fragte viele Male am Tag, wo sie denn sei und was sie hier zu tun hätte. Ihr war langweilig, das Gefühl der Desorientiertheit und Sinnlosigkeit quälte sie und sie fühlte sich wertlos und einsam.

Es wird deutlich, dass sich diese Frau in ihrem Zimmer so wohlgefühlt hatte, umgeben von ihren persönlichen Dingen, die ihr vertraut sind und die ihr in der stationären »Unterbringung« noch geblieben sind beziehungsweise mitgegeben wurden. Auch wenn es sich dabei um alte Zeitungen mit Kaffeeflecken handelt, und sie ohnehin nicht mehr lesen kann. Auch wenn es für uns scheinbar unwichtige und wertlose Dinge sind, wie zerrissene Servietten, alte Plastiktüten oder eingewickelte Speisereste.

Es geht immer darum, die eigenen Vorstellungen zu reflektieren und nach wertschätzenden Wegen zu suchen, bei deren Entscheidung der Mensch mit Demenz mit einbezogen wird. *Maximale Freiheit und minimale Kontrolle* sollte dabei die Richtlinie sein. So stellt sich die Frage: Ist wirklich Handlungsbedarf (besteht etwa die Gefahr einer Selbstgefährdung durch Sammeln von Speisen), um die Situation für die Frau mit Demenz zu verbessern? Oder besteht vielmehr ein Selbstreflexions- und Klärungsbedarf bei den Personen, die bei dem Anblick des Zimmers in einen Konflikt mit ihren Vorstellungen von Ordnung, Sauberkeit und Sinnhaftigkeit kommen? Für diese Frau hatte ihre selbst aufgenommene Tätigkeit einen Sinn und sie lebte in *ihrer* Ordnung. Nach meiner Erfahrung »erschaffen« wir Probleme für uns *und* für die Menschen mit Demenz, wenn wir ihr Verhalten und ihren Selbstausdruck pathologisieren und zu unterbinden versuchen – im schlimmsten Fall mit Beruhigungsmitteln. Deshalb ist es unverzichtbar, unsere Vorstellungen zu prüfen und die Bereitschaft zu entwickeln, Menschen mit Demenz als die *uns* »Unterrichtenden« zu sehen. Alles, was wir über den hilfreichen und wertschätzenden Umgang mit ihnen wissen, wissen wir von ihnen. Nur sie sagen uns, was sie brauchen. Wir als Außenstehende können uns lediglich daran orientieren.

Angehörige sind in besonderem Maße betroffen durch den veränderten kranken Menschen und seine Lebenssituation. Wie soll die Tochter verstehen können, dass die Mutter in so einer »Unordnung« mit verschmutzten Dingen leben will, wo sie doch früher so viel Wert darauf legte, eine gute Hausfrau zu sein, und ihr diese Werte vorlebte?

Wie soll der Sohn verstehen können, dass die bisher so diskrete und beherrschte Mutter nun vulgäre und ordinäre Ausdrücke verwendet, wenn sie von anderen spricht? Schließlich hat sie ihm den Wert von Diskretion und Selbstbeherrschung beigebracht.

Wie soll die Ehefrau verstehen, dass ihr Ehemann nun mit 83 Jahren nach einer Prostituierten verlangt und die Pflegepersonen »betatscht«? Er, der immer ein so »feiner« und zurückhaltender Mann war.

Diese Begebenheiten zeigen, dass sich Werte (auch) für Menschen mit Demenz verändern können. Davon abgesehen ist es möglich, dass der Mensch mit Demenz sich noch genauso erlebt wie früher, zum Beispiel als gute Hausfrau, oder dies zumindest mit dem Verhalten anstrebt. Auch in diesen aufgeführten Beispielen geht es darum, die Menschen in ihrem Verhalten wertzuschätzen und möglichst nicht aus der eigenen Enttäuschung heraus zu reagieren und zu korrigieren.

Erforschen der eigenen Wertvorstellungen

Unsere Wertvorstellungen reichen über das Einschätzen des Verhaltens der Menschen mit Demenz bis zu der ethischen Grundfrage, wann ein Menschenleben noch etwas wert ist, etwa: Welche Aktionen und Reaktionen an dieser Person noch sichtbar, hörbar und spürbar sein müssen, um ihr Leben für wertvoll und würdevoll zu achten?

Ich habe einmal diese Worte gehört: »*Es gibt keinen würdelosen Zustand, aber einen würdelosen Umgang.*«

Aus eigener Erfahrung weiß ich, dass die Fähigkeit zu einem würdevollen Umgang mit sich und anderen Menschen einem langen inneren Wandlungsprozess unterworfen ist. Er beginnt meist mit der Selbsterkenntnis über die eigene, abwertende und missachtende Haltung gegenüber sich selbst und bestimmten Lebenssituationen.

Fragen wie »Was ist für mich ein unwertes Leben?«, »Was macht mein Leben sinnvoll?« oder »Was brauche ich, um mein Leben als sinnvoll zu erfahren?«, können hilfreich sein, um sich der eigenen ethischen Werte bewusster zu werden. Oftmals sind einem diese ethischen Wertvorstellungen gar nicht so bewusst.

Die Frage nach dem Sinn des Lebens habe ich mir sehr oft gestellt, zeitweise habe ich mich mit ihr regelrecht gequält. Ich höre, dass es vielen Begleitern (Pflegenden, Angehörigen und anderen) so ergeht, deshalb empfehle ich dringend einen offenen Austausch über das eigene Erleben der Begegnungen, über die Zweifel am eigenen Handeln und über die Schuldgefühle, die dabei entstehen können.

Dieser Frage nach dem Sinn des Lebens von Menschen mit Demenz begegne ich auch heute noch häufig, beruflich wie auch privat, und die Menschen haben oftmals schon eine harte Antwort darauf, ein Urteil darüber. Ich bin sicher, dass diese Antwort nicht das wirkliche Erleben der betroffenen Personen beschreibt. Hinter diesen Antworten kann sich ein ganzes Konglomerat an nicht bewussten oder uneingestandenen Empfindungen, Ängsten, Schmerzen, Irritationen und so weiter verbergen, die sie (noch) nicht anzugehen, zu entwirren oder zu lösen vermögen.

Nicht selten sind ethische Besprechungen notwendig, in denen Entscheidungen über weitere Maßnahmen, die eingeleitet oder nicht eingeleitet werden sollen, getroffen werden müssen. Dazu gehören zum Beispiel das Legen einer Magensonde, fixierende Maßnahmen zur Sturzprophylaxe, weitere Krankenhauseinweisungen oder das Verabreichen von Antibiotika. Die eigenen ethischen Werte sind unbedingt zu reflektieren, besonders dann, wenn sich die Person mit Demenz nicht mehr verbal mitteilen kann und es um ihren mutmaßlichen Willen geht. Die eigenen Grundsätze können sich erheblich von den ethischen Werten und Bedürfnissen des Menschen mit Demenz unterscheiden.

Meine früheren Zweifel am Sinn des Lebens der Menschen mit einer stark fortgeschrittenen Demenz haben in mir auch Schuldgefühle gefördert. Ich fühlte mich ihnen gegenüber nicht aufrichtig, denn ich interpretierte ihr Dasein als ein sinnloses Dahinvegetieren und bewertete dadurch ihr gegenwärtiges Dasein in gewisser Weise als wertlos.

Erzählungen aus der Praxis und meine inzwischen selbst erlebten Erfahrungen beweisen eindeutig die Lebendigkeit, Bedürftigkeit und Lebens- und Wahrnehmungsfähigkeit dieser Menschen. Auch im Endstadium der Demenz!

Eine sehr engagierte Überleitungsfachkraft (sie ist für die Aufnahme von pflegebedürftigen Menschen zuständig) erzählte mir ganz ergriffen von ihren Begegnungen in der Rolle des »Nikolaus« in einem großen Pflegeheim. Sie besuchte die alten Menschen und erlebte dabei, wie selbst schwer demenzerkrankte, bettlägerige Menschen zum »Leben erwachten« und über das ganze Gesicht strahlten. Manche weinten und zeigten eine unglaubliche Dankbarkeit und andere, bei denen lange keine Bewegung mehr zu sehen gewesen war, versuchten ihr die Hände entgegenzustrecken. Wieder andere fingen an zu sprechen oder zu beten, obwohl zuvor noch nie jemand ein Wort von ihnen gehört hatte.

Das ist ein Beispiel dafür, was geschehen kann, wenn die bedürftigen Menschen die richtigen Impulse bekommen. Es geht keineswegs darum, Menschen mit Demenz zu verkindlichen. Diese Menschen haben oftmals einen tiefen religiösen Bezug zu solchen Ritualen.

Und es ist auch ein Beispiel dafür, wie sehr sie darauf angewiesen sind, dass wir nicht aufhören, nach den weckenden Impulsen für sie zu suchen und sie ihnen zu geben. Damit sie eben *nicht* »dahinvegetieren« müssen.

Unsere persönlichen Werte fließen direkt in die Begegnung mit Menschen mit Demenz ein. Jede Daseinsform einer Person mit Demenz, die wir für sinnlos erklären, beinhaltet die Sinnlosigkeit unseres eigenen Fühlens und Handelns. Ist es möglich, aus solch einer inneren Haltung Menschen wertschätzend zu begegnen und sie lebensbejahend zu pflegen? Oder haben wir dadurch nicht schon das Leben der Person, ebenso alles, was wir in die Begegnung mit ihr einbringen, entwertet?

Eine Freundin erzählte mir von einer Begegnung mit einer Frau, die sehr an Demenz erkrankt war und selten sprach. Sie sagte: »Ich weiß nicht mehr, wer ich bin«, die Freundin: »Ich glaube, tief innen wissen Sie, wer Sie sind«, die Frau: »Ja, Sie haben recht, ich weiß, tief innen *bin ich ganz*!« Diese Antwort ging mir sehr nah, sie ist eine wichtige Botschaft für uns als Begleitende.

Ebenso fließen unsere Gefühle und die der Person mit Demenz unmittelbar in die Begegnung mit ihr ein und beeinflussen die Intensität und Qualität des Kontaktes.

Die Gefühlsrealität der Menschen mit Demenz

Wenn wir uns Frauen und Männern mit Demenz zuwenden, treffen wir diese häufig in der Traurigkeit über frühere Situationen an, in denen sie sich zum Beispiel ungerecht behandelt fühlten oder einen oder gar mehrere geliebte Menschen verloren haben. Etwa Söhne, die ihnen im Krieg entrissen wurden. Viele Kriegserlebnisse sind mit sehr tiefer Trauer verbunden, die durch die Krankheit Demenz freigelegt wird und nicht mehr kontrolliert werden kann (oder muss). Oder die Trauer darüber, dass sie einen Menschen nicht lieben durften und einen anderen »lieben« mussten, weil Status und Prestige eine zu große Rolle spielten. Auch die Trauer über ungelebtes Leben.

Ebenso gibt es Traurigkeit über die gegenwärtige Lebenssituation. Zum Beispiel über die Realität, im Pflegeheim leben zu »müssen« statt in der eigenen Wohnung, und dabei die Notwendigkeit nicht einsehen zu können. Trauer über den Verlust des Partners, der sie noch zu Hause gepflegt hatte und nun selbst pflegebedürftig oder gestorben ist. Trauer über den Verlust von Fähigkeiten durch die Krankheit und die dadurch wachsende Abhängigkeit von den Angehörigen und vieles mehr.

Wir begegnen den Menschen in ihren (früheren) Ängsten um ihre »kleinen« Kinder, die sie suchen, oder in der Angst darum, nicht zu wissen, wo sie die Nacht schlafen dürfen beziehungsweise müssen. In einem Pflegeheim schrie ein bettlägriger Mann mit Demenz oft aus Todesangst »Bitte nicht schießen!«, wenn jemand das Zimmer betrat.

Ebenso gibt es die Angst vor körperlich und psychisch gewaltvollen Erfahrungen. Diese Angst kann in der Person mit Demenz durch jede aktuelle Erfahrung von verletzenden Äußerungen und Handlungen gegen ihren Willen aktiviert und verstärkt werden. Dies geschieht etwa in der Körperpflege ohne Zustimmung des Menschen mit Demenz. Dann ist die Angst auch in der Gegenwart begründet.

Weitere Ängste beziehen sich ebenso auf aktuelle Situationen, wie die Angst, das Essen nicht bezahlen zu können, die dazu führen kann, dass die Person nicht isst. Oder die Angst, in Gegenwart anderer geistige Defizite nicht verbergen zu können, die in die Vermeidung von Kontakten mündet.

Eine frühere Nachbarin von mir, deren Vertrauen ich durch eine wertschätzende Grundhaltung geschenkt bekam, erzählte mir von dieser Angst. Sie sagte unter Tränen: »Ich würde mich so gerne auch dazustellen zu den anderen auf der Straße, wenn sie miteinander reden. Aber ich habe so Angst davor, dass ich ihnen nicht mehr folgen kann, und wie stehe ich dann da vor ihnen?«

Dass diese Menschen oft verzweifeln, ist aus meiner Sicht verständlich und stark davon abhängig, wie aufgehoben, angenommen und verstanden sie sich mit ihrem Erleben fühlen. Sie können an der Einsamkeit mit ihrer inneren Realität verzweifeln. Manche verzweifeln auch an ihrer Lebensperspektive, besonders zu Beginn einer Demenz.

Es ist unverzichtbar, diesen Menschen mit Respekt und Wertschätzung zu begegnen und sie in *alle* Entscheidungen und Handlungen mit einzubeziehen und möglichst nichts ohne ihre Zustimmung mit (»an«) ihnen zu tun. Ein weiteres Beispiel dazu finden Sie unter »Die vier Ebenen des Schmerzes«.

Die Gefühle aus dem Erleben der inneren Realität sind bei Menschen mit Demenz – und nicht nur bei ihnen – zum großen Teil auf die Vergangenheit bezogen. Aber keinesfalls nur darauf! Auch das gegenwärtige Erleben löst Gefühle in ihnen aus. Diese Gefühle aus der Vergangenheit und aus der Gegenwart werden meist gleichzeitig oder eng ineinander verwoben erlebt. *Alle Gefühle werden real erlebt*. Sie sind nicht eingebildet. Sie sind so echt wie unsere Gefühle auch. Die Sorge einer Frau mit Demenz um ihre Kinder ist echt und real! (Ich werde oft gefragt, ob dies nur Einbildung sei.) Deshalb ist es wichtig, die Gefühle der Menschen mit Demenz so anzuerkennen, wie sie da sind, ansonsten machen diese Menschen weiterhin schmerzvolle Erfahrungen und sind damit einsam und verzweifelt.

Vermischung der fremden Gefühle mit den eigenen

Inwieweit wir die uns Anvertrauten in ihren Gefühlen anerkennend begleiten können, ist zunächst davon abhängig, ob wir zum Beispiel um die eigene Traurigkeit, Wut und Verzweiflung, um Schuldgefühle und Ängste wissen und wie wir mit unseren eigenen Gefühlen umgehen (können). Ansonsten könnten wir uns überflutet fühlen durch die Gefühlsäußerungen anderer, weil die eigenen Gefühle und Emotionen sich mit denen des anderen vermischen.

Ein Beispiel: In meiner ersten Sterbebegleitung begleitete ich eine Frau, die sehr viel Angst durch einen ängstlichen Gesichtsausdruck und wirres Reden zeigte.

Ich hatte keine Erfahrung und wusste (dachte) nur, dass es wichtig sei, »ihre Hand zu halten«. Nun saß ich da und wartete. Aber während ich dasaß und ihre Hand hielt, bekam ich immer größer werdende Ängste. Ich wusste nicht mehr, welche davon ist jetzt ihre Angst und welche ist meine. Es war ein einziges gefühltes Durcheinander in mir. Um *mich* zu retten, fing ich an zu beten. Ich war so mit der Angst in mir beschäftigt, dass ich gar nicht bemerkte, als sie starb. Erst als ich wieder aus mir »auftauchte«, nahm ich wahr, dass sie tot war.

So kann es uns mit allen Gefühlen im Kontakt mit Menschen mit Demenz – und ohne Demenz – gehen.

Der Schmerz einer Frau, die ihre Söhne im Krieg verloren hat, kann auf meinen Verlustschmerz treffen, den ich über die Trennung von einem geliebten Menschen in mir trage. Und es besteht die Möglichkeit, dass ich mir darüber nicht bewusst bin, wie sehr mich diese Trennung heute noch schmerzt. Vielleicht bemerke ich in mir nur ein starkes Unwohlsein, Wut oder eine Angst, wenn ich mit den Emotionen oder dem Gefühlsausdruck dieser Frau konfrontiert bin. Aus meiner eigenen Befindlichkeit heraus reagiere ich dann vielleicht abwehrend und abwertend und sage zu ihr: »Das ist doch schon so lange her, damit müssen Sie sich endlich abfinden«, oder »Andere Frauen haben auch ihre Söhne im Krieg verloren, sie müssen auch damit leben«. Vielleicht versuche ich sie (und mich) abzulenken, indem ich ihr Kaffee und zu Essen anbiete oder einfach das Thema wechsle und sie nach irgendetwas anderem frage und hoffe, sie vergisst wieder, worüber sie sprechen wollte. Oder ich versuche sie zu beschwichtigen, indem ich sage: »Ach schauen Sie, heute ist so ein schöner Tag. Die Sonne scheint und Ihr Ehemann kommt zu Besuch.«

Meine eigene Verzweiflung über die (scheinbare) Aussichtslosigkeit in der Situation kann sich so zeigen, dass ich mit erhobener Stimme rufe: »Jetzt hör mal wieder auf damit, man wird ja ganz verrückt mit dir!« Oder: »Wo hast du dieses oder jenes wieder hingelegt, mit dir finde ich im eigenen Haushalt nichts mehr! Du treibst mich noch zum Wahnsinn!« Oder: »Jetzt reiß dich doch mal zusammen, das musst du doch noch können!« Vielleicht stoße ich Drohungen aus wie: »Wenn du so weitermachst, kommst du ins Heim!«

Angstäußerungen eines Menschen mit Demenz (und ohne Demenz) können meine Angst aktivieren und mich dazu veranlassen, bagatellisierend und beschwichtigend zu antworten.

Häufig haben Menschen mit Demenz Angst davor, nicht mehr zu »funktionieren« und immer mehr die Kontrolle über sich und das eigene Leben zu verlieren. Je nachdem, wie ich mir meiner Ängste vor dem eigenen Kontrollverlust bewusst bin und sie als zu mir gehörend anerkenne, werde ich etwa als Ehemann auf die Angstäußerungen meiner Frau mit Demenz reagieren. Sie sitzt vielleicht weinend vor dem Waschbecken und realisiert, dass sie mit den einfachsten Dingen nicht mehr zurechtkommt. Ich sehe, dass sie weint, und bin damit überfordert. Ich spüre in mir die Angst vor meinem Kontrollverlust, die Auswirkungen der Krankheit betreffend. Also reagiere ich unwirsch und beschimpfe meine Frau und meine, sie solle sich doch endlich waschen und sich nicht so anstellen. Oder ich übernehme einfach alles, ungeachtet dessen, ob sie das so will. Oder ich ermögliche ihr vielleicht, einiges davon noch selbst zu tun, wenn ich sie dazu verständnisvoll ermutige. Je nachdem, wie bewusst ich mir meiner selbst bin.

Dasselbe gilt für das Beispiel des bettlägrigen Mannes mit Demenz, der oft aus Todesangst »Bitte nicht schießen!« schrie, wenn jemand das Zimmer betrat. Seine Angst kann meine Ängste vor grenzenloser Ohnmacht und Hilflosigkeit, vor totalem Ausgeliefertsein, vor Gewalt und Ungerechtigkeit, vor Krieg und Verletzung jeglicher Menschenwürde aktivieren. Je nachdem, was ich selbst schon erlebt habe und wie ich damit umzugehen gelernt habe, werde ich auf die Todesangst dieses Mannes reagieren. Vielleicht fühle ich mich völlig überfordert mit meiner und seiner Angst und versuche ihn zu meiden. Oder aber: Es ist mir vielleicht möglich, dass ich ihm tiefes Mitgefühl für seine Erfahrungen und die Achtung seiner Person entgegenbringe, indem ich seine Gefühle anerkenne und ihm (und mir) die Gelegenheit einräume, darüber sprechen zu können.

Sich eigener Gefühlsanteile bewusst werden

Es kann erschreckend sein, wenn das eigene Herz plötzlich so viel Not und Angst empfindet und wir in einer Weise reagieren, wie wir gar nicht reagieren wollten. Ich bin davon überzeugt, dass jeder Mensch in seinem tiefsten Innern wertschätzend gegenüber sich und anderen sein möchte.

Es verlangt jedoch Bewusstheit, Mut und Übung, mich und den Menschen mit Demenz einfach mit allem da sein zu lassen, mich und den anderen darin zu akzeptieren und mir und ihm die Gefühle nicht auszureden.

Damit dies gelingen kann, ist es notwendig, einen wertschätzenden Umgang mit meinen *eigenen* Gefühlen entwickelt zu haben beziehungsweise ihn weiter zu entwickeln.

Wie können uns die eigenen Gefühle bewusster werden, damit wir uns darin wertschätzen können, wie wir selbst in der Begegnung mit Menschen mit Demenz fühlen? Ich habe die Erfahrung gemacht, dass es hilfreich ist, mir nach einer Begegnung mein eigenes Verhalten zu vergegenwärtigen und möglichst meine Gefühle dabei zu spüren. Auch das musste ich erst mal üben, aber mit jedem Mal fiel es mir leichter und ich konnte zunehmend klarer meine Gefühle dabei spüren. So wurde es mir immer mehr möglich, genau zu spüren, wenn ich zum Beispiel Angst hatte vor der Intensität der Emotionen des Menschen mit Demenz oder wenn ich mich überfordert und hilflos fühlte, wenn die Person laut schluchzend weinte.

Ich konnte mir zunehmend mehr erlauben, dass ich so fühlen darf, wie ich fühle. Ich musste mein mich irritierendes Fühlen nicht mehr wegdrücken. Weder meine Angst noch meine Scham noch mein Unbehagen noch meine Unsicherheit. Ich lernte mein Fühlen »anzuschauen«, wie es da ist. Wie es sich in mir anfühlt, zu entdecken und immer genauer wahrzunehmen. Meine Gefühle brauchten sich sozusagen vor mir nicht mehr zu verstecken. Und ich mich nicht mehr vor ihnen. So lernte ich sie – und daher mich – immer besser kennen und achten. Sie schreckten mich auf einmal weniger. Mit jedem erneuten Anerkennen meiner Gefühle veränderten sich diese auch. Sie wurden schwächer, tauchten nicht mehr so oft auf und hielten nicht mehr so lange an.

Daneben machte ich mir auch Gedanken darüber, *woher* meine Ängste, mein Gefühl der Hilflosigkeit und andere irritierende Gefühle rühren. Das war und ist für mich eine besonders intensive Auseinandersetzung mit mir selbst, aus der ich inzwischen sehr viel Mitgefühl für mich und andere Menschen entwickelt habe. (Ich traue mich, dies so zu sagen, weil ich es mir selbst gegenüber wahrnehme und andere Menschen mir diese Rückmeldungen geben.)

Ich konnte für mich erkennen, dass meist nicht die Person mit Demenz in mir diese Gefühle »entstehen«

ließ, sondern dass die Gefühle aufgrund eigener früherer Erfahrungen schon lange in mir vorhanden waren. Und dass die Person mit Demenz diese Gefühle durch ihr Verhalten lediglich in Schwingung brachte und dies umso mehr und umso bedrohlicher, je weniger ich mir eigener alter schmerzlicher Erfahrungen bewusst war. Was ich in mir selbst unterdrückte, musste ich auch bei meinem Gegenüber zum Schweigen bringen.

In den Gefühlen, in denen ich mich annehmen und wertschätzen kann, ist es mir auch möglich, die Person mit Demenz auszuhalten (darin steckt das Wort »halten«), anzunehmen und wertzuschätzen. Diese Wertschätzung fließt in die Begegnung ein und so wird es mir selbst möglich, in empathischer Weise da zu sein und zu reagieren. Das heißt konkret, in der bestehenden Situation die Bereitschaft und auch die Fähigkeit aufzubringen, mich in das Erleben und die Vorstellungen des anderen einzufühlen.

Diese Daseinsqualität trägt in sich die Kraft, belastende Gefühle zu verwandeln. Die noch eben gefühlte Angst, Hoffnungslosigkeit oder Einsamkeit von Menschen mit Demenz können sich in Gefühle der Freude, Hoffnung, Zugehörigkeit und Geborgenheit oder das tiefe Gefühl eines Aufgehobenseins bei Gott verwandeln. Beispiele dazu finden Sie im 3. Kapitel.

Gestützt durch meine Erfahrungen, bin ich zu der Erkenntnis gekommen, dass eine gewährende innere Präsenz tiefe erfüllende Begegnungen mit diesen Menschen ermöglicht. Eckhart Tolle sagt dazu:

> »Bewusstheit ist die Kraft, die im gegenwärtigen Augenblick verborgen liegt. Darum nennen wir sie auch Präsenz.«[3]
>
> *Eckhart Tolle*

Aus dieser gewährenden inneren Präsenz nehme ich die Emotionen der Menschen mit Demenz wahr und dies bewirkt, *dass* ich berühre und *wie* ich berühre. Dahinter steckt kein standardisiertes Programm (auch wenn es sich manchmal so anhören mag), sondern intuitives oder überlegtes Handeln. Keinesfalls sind meine Berührungsangebote beschwichtigend, »betätschelnd«, verniedlichend oder verkindlichend gemeint. Wertschätzende Berührung im Sinne eines »dialogischen Prinzips«[4] unterstützt den Kontakt und die Qualität der Begegnung zu Menschen mit Demenz erfahrungsgemäß erheblich.

Die von mir beschriebenen Berührungsangebote geschehen auf einer professionellen *und* herzlichen Ebene. Es sind keine »Streicheleien« oder Zärtlichkeiten, die auch grenzüberschreitend erlebt werden können und schlimmstenfalls zu Irritationen und Abwehr führen würden. Derartige Angebote entsprächen aus meiner Sicht nicht der Art von Beziehung, die ich zu den Menschen mit Demenz habe, die mir beruflich begegnen. Wie aus meinen Beschreibungen ersichtlich wird, führt eine achtsame und die Grenzen wahrende Berührung aber sehr wohl auch in die Tiefe, sicher gerade aufgrund dieser Qualitäten. In zahlreichen der Begegnungen, die ich in Kapitel 3 beschreibe, wird dieser Aspekt deutlich.

Im Rahmen meiner Seminartätigkeit konnte ich zum Thema »Berührung« mittels Selbsterfahrungsübungen der Teilnehmenden Hunderte von Rückmeldungen sammeln. Mehr als 80% äußerten, dass sie die Augen bei der Berührung in solchen Übungen geschlossen hielten, weil durch das Öffnen der Augen nur die Hälfte an Berührungsintensität spürbar ist.

Für mich ist das eine wichtige Information im Hinblick darauf, dass Menschen mit Demenz häufig ihre Augen bei Berührung nicht öffnen. Zunächst könnte man dies als Begleiter so interpretieren, dass die Berührung nicht ankommt, und sie deshalb wieder beenden. Es kann jedoch das Gegenteil der Fall sein und die Berührung wird besonders genossen, obwohl der Mensch scheinbar nicht darauf reagiert.

Insbesondere im Umgang mit Schmerz ist Berührung ein wesentliches Element, welches Schmerz auf allen Ebenen lindern oder verstärken kann. Je nachdem, mit welcher Achtsamkeit wir berühren und ob die Person mit Demenz die Berührung als angenehm und wertschätzend erlebt, wird sie sich auf die ganze Begegnung auswirken. Im nächsten Abschnitt finden Sie dazu ein Beispiel.

Die vier Ebenen des Schmerzes

Die Ängste, die Hoffnungslosigkeit, die Einsamkeit und viele andere sehr schmerzhafte Gefühle ordnet die Wiener Ärztin und Psychologin Frau Dr. Dr. Marina Kojer[5] verschiedenen Ebenen des Schmerzes zu. Ich führe diese vier Ebenen des Schmerzes hier auf und möchte sie meinen in Kapitel 3 beschriebenen Begegnungen mit den Menschen mit Demenz zugrunde legen. Viele der aufgeführten Schmerzen sind für mich in diesen Begegnungen wahrnehmbar und bedürfen der ebenfalls beschriebenen Wertschätzung und Zuwendung. Allen Formen des Schmerzes begegne ich in meiner Arbeit vielfach. Es sind dies:

Der spirituelle Schmerz:
- das Gefühl der Sinnlosigkeit
- das Gefühl der Hoffnungslosigkeit
- das Gefühl der Verlorenheit in der Welt
- das Gefühl, nutzlos zu sein und von niemandem gebraucht zu werden
- der Zusammenbruch des Selbstwertgefühls

Der seelische Schmerz:
- die geistigen Leistungseinbußen
- der zunehmende Verlust der Kontrolle – die Menschen sind sich darüber bewusst, ihre Fähigkeiten zu verlieren
- die Angst und Unsicherheit
- das Erleben der eigenen Hilflosigkeit
- das Schamgefühl
- das Fehlen von Bewältigungsstrategien
- der Verlust der Erinnerung

Der soziale Schmerz:

- das Nicht-Verstehen und Nicht-verstanden-Werden
- die Missverständnisse
- das Fehlen von Wärme, Nähe und Vertrautheit
- das Erdulden-Müssen von Respektlosigkeit und entwürdigendem Verhalten
- die Einsamkeit, auch mitten in der Gemeinschaft
- das Gefühl, ausgeschlossen zu sein

Der körperliche Schmerz:

- Die körperlichen Schmerzen demenzkranker Hochbetagter unterscheiden sich nicht von den Schmerzen ihrer nicht dementen Altersgefährten.

Ein Beispiel aus der Praxis, in dem die verschiedenen Ebenen des Schmerzes an einer Person mit Demenz *und* an der Betreuungsperson in einer einzigen Situation wahrnehmbar sind:

Ein Mann mit Demenz wehrt sich täglich bei der Ganzkörperwäsche im Bett mit lautem Schreien und konkreten Worten: »Weg du Sau, au, au, au, ah. Du Sau ... aufhören, ahh ... aahh ...« Er ist bettlägrig, körperlich stark verkrampft und hat in beiden Knie- und Ellenbogengelenken Kontrakturen. Er kann nur den Kopf und die Hände bewegen.

Eine Pflegeperson wäscht ihn gerade im Bett und er beginnt schon zu schreien, als sie ihm das Schlafanzugoberteil auszieht. Sie hat von der ersten Kontaktaufnahme an Latexhandschuhe an ihren Händen, wegen der hygienischen Vorschriften. Jedes Mal, wenn er »Au, au ... ah« schreit, sagt sie daraufhin: »Nein, nein, das kann nicht wehtun!« Sie weiß, dass er 3 x 20 Tropfen Novalgin am Tag bekommt. Ihre Bewegungen auf der Haut dieses Mannes beim Waschen und Trocknen sind schnell, damit es bald vorbei ist. Für beide. Der Druck ihrer Berührung ist dabei kräftig und die Richtung dieser Berührung ist diffus, denn die Pflegende steht unter einem inneren und äußeren Druck. Beim Drehen im Bett fällt der Mann mehr in die gedrehte Richtung, als dass er vorsichtig zum Liegen käme, denn sein Körper ist steif.

Spätestens bei der Intimpflege muss eine zweite Pflegeperson dazugeholt werden, die dann mit Kraft seine abgemagerten Beine auseinanderdrückt, damit der Genitalbereich gründlich gereinigt werden kann. Dabei schreit er besonders laut und durchdringend. Er ist dann auch außerhalb des Hauses noch zu hören. Selbst die Beruhigungsmittel, die er erhält, wirken hier nicht. Der Mann ist harn- und stuhlinkontinent und in den Leisten stark hautpilzgefährdet. Er muss vor der Schädigung seiner Haut geschützt werden. Es wird viel »durchgewechselt« bei den Pflegepersonen, weil es keiner mehrere Tage hintereinander aushält!

In dieser einzigen Situation erfahren der Mann mit Demenz *und* die Pflegeperson Schmerz auf verschiedenen Ebenen. Ich interpretiere das Verhalten des Mannes mit Demenz und sein Erleben in dieser Situation aufgrund meiner Kenntnisse, meiner Erfahrungen und meines Mitgefühls:

Der Mann mit Demenz erfährt *körperlichen* Schmerz, weil die Schmerzmedikation nicht ausreichend ist. Er schreit niemals ohne Grund. Novalgin wirkt vier bis sechs Stunden, das heißt, bei einer dreimaligen Gabe am Tag ist eine Wirkzeit von maximal 18 Stunden abgedeckt. In dieser Situation wurde der Mann auch noch morgens vor der Schmerzmittelgabe gewaschen. Zu diesem Zeitpunkt hatte er keine Schmerzlinderung, weil abends um 18 Uhr die letzte Verabreichung war.

Er erfährt *sozialen* Schmerz, denn er kann nicht verstehen, weshalb ihm so geschieht, und er erlebt, dass all sein Schreien nicht verstanden wird. Es fehlen ihm vermutlich Wärme und Nähe und Vertrauen bei dieser für ihn so intimen Handlung, in der er völlig ausgeliefert ist. Alle paar Tage kommt eine andere Pflegeperson zu ihm, vor der er halb nackt liegt und von der er ausschließlich mit Handschuhen angefasst wird. Er muss Respektlosigkeit gegenüber seinen verzweifelten Hilferufen erdulden und fühlt sich in keiner Weise als Person wahrgenommen. Sein Erleben der Situation und sein Verhalten werden ignoriert, es wird einfach weitergemacht ohne seine Zustimmung. Sein Schmerzempfinden wird ihm auch noch abgesprochen! Wo ist da seine Würde?

Er erfährt *seelischen* Schmerz durch den Verlust der Kontrolle, denn er ist vollständig abhängig und kann die Sinnhaftigkeit dessen, was gerade geschieht, nicht nachvollziehen. Es ist naheliegend, dass er Angst hat. Vor allem vor den Schmerzen, die durch diese pflegerische Handlung und durch Bewegung verstärkt werden. Dieser Mann fühlte sich in seinem Schamgefühl sicherlich nicht respektiert, denn er rief bei der Intimpflege besonders laut und vehement: »Du Sau, aufhören ...« Sein gesamtes Verhalten kann als Ausdruck des Gefühls von größter Hilflosigkeit gesehen werden. Es fehlen ihm jegliche Bewältigungsstrategien, um mit dieser Situation umgehen zu können.

Er erlebt *spirituellen* Schmerz durch die Erfahrung, dass all seine Mitteilungen, zu denen er noch in der Lage ist, sinnlos sind. Die Pflegeperson lässt sich nicht von ihrem Vorhaben abbringen. Jeden Tag muss er mehrfach erneut Schmerzen und Respektlosigkeit über sich ergehen lassen. Wie könnte er auf eine ihm gegenüber wertschätzende Begegnung hoffen? Schlimmstenfalls fühlt er sich verloren und wertlos.

Folgende Mitteilungen machte die Pflegeperson über *ihren* Schmerz (das kann auch jeden Angehörigen betreffen):

Sie erfährt in dieser Situation *spirituellen* Schmerz, denn sie entwickelt immer mehr Zweifel an ihrem Handeln. Das Gefühl der Sinnlosigkeit ihres pflegerischen Auftrags macht sich in ihr immer mehr breit, weil sie ihr eigenes Tun als gewaltvolles Handeln erlebt. Ja, sie tut sich selbst weh, weil sie ihr eigenstes innerstes Empfinden sozusagen erstickt, um ihrem »verordneten« Pflegeauftrag nachzukommen. So erfährt sie die Gewalt auch gegen sich selbst. Das Gefühl der Hoffnungslosigkeit wächst in ihr, weil sie keinen Weg mehr weiß, wie es anders werden könnte. Ihre Würde wird dabei verletzt und dadurch zunehmend ihr Selbstwertgefühl geschwächt.

Sie erfährt *sozialen* Schmerz, weil sie sich in ihrem Erleben von einzelnen Teammitgliedern und den Angehörigen des Mannes nicht verstanden fühlt. Eine für sie unerträgliche Situation scheint für andere nicht so zu sein. Der Druck, handeln zu müssen, auch gegen den Willen und das Einverständnis des Mannes mit Demenz, ist enorm.

Sie erfährt *seelischen* Schmerz, indem sie sich selbst als »Opfer« erlebt, das scheinbar keinen wirklichen Einfluss auf die Situation hat. Sie hat schon Angst davor, wenn sie wieder zum Waschen an der Reihe ist, und fühlt sich hilflos gegenüber dem äußeren Druck (»Er muss gewaschen werden«) und gegenüber dem Verhalten des Mannes mit Demenz. Sie schämt sich vor sich selbst und anderen, dass sie so mit Menschen umgeht, und hat noch keine hilfreiche Bewältigungsstrategie entwickelt, um sich mit dieser Belastung auf Dauer arrangieren zu können.

Sie hat Angst davor, selbst einmal dement zu sein und im Pflegeheim zu »landen«.

Sie erlebt auch *körperlichen* Schmerz, denn sie ist sich sicher, dass ihre Rückenschmerzen auch durch diese Erfahrungen entstehen oder verstärkt werden.

Durch konkrete pflegerische Kontaktangebote (unter anderem in Anlehnung an die Basale Stimulation R[6]) konnte eine Linderung für alle erreicht werden:

1. Durch das Optimieren der medikamentösen Schmerztherapie unter Berücksichtigung der Zeitintervalle und der notwendigen Dosis. Statt 3 x 20 Tropfen werden nun 4 x 30 Tropfen Novalgin verabreicht, damit Schmerzfreiheit erreicht werden kann.

2. Absetzen der beruhigenden Medikamente, die der Mann mit Demenz bekam, damit er nicht so schreit (vor Schmerz!), sodass er besser nachvollziehen kann, was gerade geschieht.

3. Zwei männliche pflegerische Bezugspersonen, die sich je nach Dienstplan bei der Körperpflege abwechseln. Es wird keine zweite Pflegeperson dazugenommen, damit Vertrauen, Nähe und menschliche Wärme entstehen können.

4. Kontaktaufnahme erfolgt nun ohne Handschuhe mit verbaler Ansprache und einer Berührung zum Bei-

spiel am Unterarm. Verbale Ankündigung der folgenden Handlung in einfachen Worten. Dies gilt für alle weiteren Schritte. Dabei wird stets auf die Reaktion des Mannes geachtet und diese wird gemäß dem »dialogischen Prinzip« berücksichtigt. Keine »überfahrenden« Worte oder Berührungen, alle Bewegungen werden langsam ausgeführt, ein Nein wird respektiert, damit Vertrauen, Nähe und menschliche Wärme entstehen können und verstanden werden kann, was geschieht.

5. Den Mann mit Demenz in eine stabile Sitzposition im Bett bringen, damit er das Körperpflegeangebot besser nachvollziehen und sich ausschließlich auf die Körperpflege konzentrieren kann.

6. Langsames, mehrmaliges Ausstreichen beider Arme von der Schulter Richtung Hände mit beiden Händen, mittlerer Druck, nur ein Umformen der Arme, keine Positionsveränderung vornehmen, damit Berührung als positiv erfahren werden kann und sich der Muskeltonus lockern kann.

7. Erstkontakt mit sehr warmem Waschwasser mit den Händen, noch vor dem Auskleiden des Oberkörpers, damit gespürt, verstanden und nachvollzogen werden kann, was geschieht.

8. Langsames Abrollen der Bettdecke, damit das Abgedeckt-Werden gespürt und nachvollzogen werden kann.

9. Basal (grundlegend, elementar) beruhigende Ganzkörperwaschung nach Fröhlich und Bienstein[7], in Haarwuchsrichtung führende Waschrichtung mit

beiden Händen, klare Bewegungsabläufe, mittlerer Druck, eindeutige absichtsvolle Berührungsqualität, ruhige Atmosphäre, damit sich der Mann mehr entspannen kann und sich dadurch auch die Muskulatur lockern kann. (Bitte haben Sie Verständnis dafür, dass ich in diesem Rahmen die Waschung nicht ausführlich beschreibe, sondern nur auf die Gegensätze zur bisherigen Durchführung eingehe.)

10. Alle Lageveränderungen des Mannes im Bett werden langsam und behutsam durchgeführt, der Mann mit Demenz wird dabei zur Pflegeperson gedreht, damit er Sicherheit und Halt erfahren kann.

11. Vorerst muss mit einem erhöhten Zeitaufwand gerechnet werden.

Nach etwa vier Wochen wurde mir Folgendes mitgeteilt: Alle Elemente des pflegerischen »Entwurfs« werden kontinuierlich umgesetzt. Der Mann mit Demenz würde sich häufig körperlich entspannen, bei der Körperpflege und auch danach. Er schreit nicht mehr dabei, sagt manchmal nur noch leise »Du Sau«, wenn er im Intimbereich gewaschen wird. Er ist insgesamt orientierter und wacher und gibt auf Fragen nach seinem Wohlbefinden klare Antworten. Es gibt keine weiteren Hinweise auf körperliche Schmerzen. Die ganze Situation der morgendlichen Körperpflege habe sich erheblich entspannt.

Die Pflegepersonen sind unendlich erleichtert und fühlen sich durch diese konkreten Schritte entlastet. Sie sind auch stolz auf ihren »Erfolg« im Sinne von würdevollem Umgang und nehmen nun gerne Kontakt zu diesem Mann auf. Sie benötigen weniger Personal als vorher bei der Pflege, da sie nun für eine Person allein zu bewerkstelligen ist. Die Pflegepersonen konnten auch feststellen, dass sie im Laufe der Zeit weniger Zeit zur Körperpflege für diesen Mann benötigten, weil der Ablauf harmonischer wurde. Ich nahm sehr viel Freude, Zuversicht und Engagement an den Pflegepersonen wahr, als sie mir davon erzählten. Die Lebensqualität der Pflegenden hat sich in ihrem Arbeitsumfeld deutlich verbessert.

Es ist berechtigterweise anzunehmen, dass sich die Lebensqualität für den Mann mit Demenz ebenso erheblich verbessert hat. Erstens dadurch, dass er schmerzfrei wurde beziehungsweise eine Linderung in einem für ihn akzeptablen Maß erfuhr. Zweitens dadurch, dass er Rücksichtnahme auf seine Orientierungs- und Wahrnehmungsfähigkeit erlebte und die Handlungen *seinem* Rhythmus angepasst wurden. Drittens dadurch, dass ein *echter* Kontakt zu ihm aufgenommen wurde. Und schließlich viertens dadurch, dass ihm Respekt und Wertschätzung entgegengebracht wurden und er sich als wertvoll erleben und seine Würde erfahren konnte.

Anbindung an die göttliche Kraft, die Schöpfung

Unmittelbar bevor ich zu den Menschen mit Demenz gehe, verbinde ich mich innerlich meist mit Jesus Christus und bitte für diese Begegnung um Führung und Unterstützung. Dies hilft mir, mein Herz zu öffnen und im Kontakt gegenwärtig zu sein. Zumindest aber sammle ich mich vorher durch bewusstes Ein- und Ausatmen, um mich selbst zu spüren und bei mir anzukommen.

Durch meine Überzeugung, dass es bei allem Leid nichts Sinnloses in einer höheren Ordnung gibt – welche mein Verstehen übersteigt –, fühle ich mich innerlich unterstützt in den Begegnungen mit Menschen mit Demenz. Ich richte dabei meine Aufmerksamkeit auf das, was da ist, und nicht auf das, was (scheinbar) fehlt. Für mich fehlt in diesen Begegnungen nichts, entscheidend ist natürlich, woran sowohl ich für mich als auch der Mensch mit Demenz die Intensität und die Ganzheit einer Begegnung festmachen.

An unterschiedlichsten Reaktionen der Menschen mit Demenz erfahre ich, dass auch diese Menschen innerlich tief angebunden sein können. Oft ist es nur ein warmer Blick, eine liebevolle Geste, ein Lächeln, eine sanfte Berührung, ein Innehalten, ein herzliches Danken, ein gemeinsames Beten oder Singen oder Sprechen über die Muttergottes, wie sie ihr »Angebundensein« ausdrücken.

Auch wenn ich keine Reaktion des Menschen mit Demenz auf mein Kontaktangebot hin wahrnehme, heißt das nicht, dass keine Antwort *in* dieser Person da ist. Ich nehme sie nur nicht wahr. Ich bin davon überzeugt, dass immer ein inneres Antworten stattfindet.

Oft wird in Seminaren gesagt, der Mensch mit einer sehr fortgeschrittenen Demenz sei nicht mehr ansprechbar. Ich meine, es entspricht mehr der Wirklichkeit, wenn ich sage, »ich kann im Moment keine Reaktion an dieser Person wahrnehmen«.

Die Intensität und die Ganzheit einer Begegnung liegen für mich nicht im äußeren Ausdruck eines Kontaktes, sondern vielmehr in der inneren Präsenz, aus der heraus ich dem Menschen begegne und ich meine innere Verbindung als Mensch zu diesem anderen Menschen wahrnehme.

Gerade diese Herzensebene der Begegnung macht für mich den Kontakt zu den Menschen mit Demenz so kostbar und einmalig.

»Alles wirkliche Leben ist Begegnung.«[8]

Martin Buber

Tom Kitwood schreibt dazu: »In der Begegnung, von der Buber spricht, gibt es keinen tiefer liegenden Zweck, keinen verborgenen Plan. Die damit in Verbindung zu bringenden Vorstellungen sind Offenheit, Zärtlichkeit, Präsenz oder Da-Sein, Gegenwärtig-Sein und Bewusstheit. Mehr noch als jeder der genannten Begriffe ist *Gnade* das Wort, das die Essenz einer solchen Begegnung in sich fasst. Gnade impliziert etwas weder Gesuchtes noch Gekauftes, weder Erworbenes noch Verdientes. Das Leben hat sich einfach in Form eines Geschenks offenbart.«[9]

Dazu eine Begegnung:

Eine bettlägrige Frau mit Demenz im Endstadium hört mit geschlossenen Augen den Klang einer behutsam geschlagenen Klangschale. Sie bewegt daraufhin ganz langsam ihren Kopf darauf zu. Sachte legt sich eine Hand an ihre Kopfseite. Sie drückt ihren Kopf und ihr Gesicht in diese Hand hinein und bleibt mit entspanntem Gesichtsausdruck darin liegen. Nun nehmen beide Hände ihr altes Gesicht sanft zwischen die Hände, halten es, und jetzt öffnet sie ihre Augen und schaut. Erschaut dabei den warmen Blick der Frau, die für sie die Klangschale zum Klingen brachte.

2 Mein spiritueller und beruflicher Entwicklungsprozess

Meine innere Haltung gegenüber den Menschen mit Demenz sowie meine Erkenntnisse, die ich aus den Begegnungen mit ihnen gewann, entspringen einem langjährigen inneren und äußeren Weg, der noch nicht zu Ende ist.

Sie fragen sich vielleicht, liebe Leserin, lieber Leser, warum ich meinen persönlichen Weg hier in diesem Buch im Zusammenhang mit meiner Arbeit mit Menschen mit Demenz aufführe?

Das hat mehrere Gründe: Zum einen bin ich in den mehr als 20 Jahren, in denen ich Menschen mit Demenz begleite, selbst einen sehr intensiven persönlichen Weg gegangen. Zum anderen hat sich mein eigener Entwicklungsprozess auf die Qualität der Begegnungen mit Menschen mit Demenz spürbar ausgewirkt. Zum Dritten wiederum haben mir eben diese Begegnungen mitunter entscheidende Impulse für mein eigenes inneres

Wachstum geschenkt. Und schließlich kann ich mir vorstellen, dass manches davon Orientierung geben kann für Ihr eigenes Erleben, sowie Ermutigung dazu, den zutiefst eigenen Weg zu wagen.

Zum besseren Verständnis seien hier einige Begriffe definiert, wie ich sie verwende. So verstehe ich unter »Spiritualität« die Geistigkeit, das tiefe innere Leben, das geistige, ja auch das Herzens-Wesen des Menschen. Mit »religiöser Haltung« bezeichne ich eine Einstellung des Menschen, die eine unmittelbare geistige Verbindung mit Gott in den Vordergrund stellt und die aus der Gewissheit lebt, den göttlichen Geist, die göttliche Liebe erfahren zu können, und zwar hier auf dieser Erde.[10]

Lange habe ich gesucht und gebraucht, um für mich zu wissen, was »spirituell« ist. Heute weiß ich, es ist so etwas wie ein innerer Vorgang des Sich-Öffnens oder ein Zustand des Geöffnet-Seins, währenddessen es sich ereignet, dass man durch die eigene innere Tiefe geht und dabei immer mehr bei sich selbst ankommt.

Davon ausgehend werde ich, zusammengefasst, die für mich wichtigsten Erlebnisse auf meinem spirituellen Weg beschreiben:

Kurze Vorgeschichte

Ich bin ursprünglich katholisch erzogen, jedoch vor über 20 Jahren aus der Kirche ausgetreten, die ich schon lange nicht mehr besuchte. Mit dieser Entscheidung fühlte ich mich selbstbestimmt.

Schon in diesen Jahren habe ich als Altenpflegerin Menschen in Pflegeheimen begleitet, wovon viele an Demenz erkrankt waren. Ich hatte keinen Bezug zu religiösen Bedürfnissen, es war mir nicht wichtig, auf dieser Ebene zu handeln. Ich habe (in mir) gar keine religiösen

Bedürfnisse wahrgenommen. Sie waren einfach nicht existent für mich. Andere Bedürfnisse hingegen habe ich sehr wohl wahrgenommen, wie zum Beispiel im psychosozialen Bereich. Auch von Menschen mit Demenz.

Dies spiegelt eindeutig meine damalige Wahrnehmung *meiner selbst* wider. Ich hatte nichts abgewertet, sondern religiöse und spirituelle Bedürfnisse einfach nicht wahrgenommen und deshalb auch nicht darauf reagiert. Ebenso habe ich den Menschen von mir aus keinen Impuls in diese Richtung angeboten. Das sollte sich ändern:

Unerwartete Begegnung mit klassischer Kirchenmusik

Als ich vor etwa 18 Jahren zum ersten Mal völlig unerwartet mit klassischer Kirchenmusik in Verbindung kam, weinte ich aus tiefstem Herzen und wusste gar nicht, was mich da so bewegte und erschütterte, beziehungsweise was da *in mir* bewegt wurde!

Ich ahnte, diese Musik hat etwas mit Liebe zu tun, aber irgendwie brachte ich diese gespürte Liebe nicht mit Personen in Verbindung. Es war jedoch etwas Ambivalentes, in sich Widersprüchliches in mir, irgendwie auch ein Schmerz. Ich merkte, dass ich durch das tiefe Erleben dieser Musik sehr verletzbar wurde: Eine Verharmlosung oder Bewertung meines Empfindens durch jemand anderen hätte ich keinesfalls ertragen.

Meine Reise nach Indien

Etwa drei Jahre später reiste ich nach Indien. Dort besuchte ich viele heilige Orte, übernachtete an dem heiligen Fluss »Ganges« und umwanderte betend und weinend Stupas (das sind kuppelartige buddhistische Kultbauten).

Ich spürte, wie sehr mich abends, wenn ich im Bett lag, das Trommeln und Singen in den Tempeln berührte. Mit jedem Mal Hören wuchs meine Sehnsucht danach.

In den Stunden, in denen ich mich am einsamsten und fremdesten fühlte, waren die Gebete und Gesänge das Einzige, was mir wirklich in der Tiefe Halt gab und wodurch ich mich mit den fremden Menschen verbunden fühlte. Obwohl ich kein Wort davon verstand und mir jeder Rhythmus und jedes Lied neu war, war es für mich tiefste Heimat.

Ich erlebte mich so behütet, aufgehoben, getragen und unendlich frei dabei. Oft habe ich aus Dankbarkeit und tiefer Ergriffenheit – über meine eigene, erlebte Tiefe – geweint und ein Aufgehobensein in Gott gespürt. Ich habe mich selbst entdeckt. Das war und ist eine unendlich wichtige und kostbare Erfahrung für mich.

In diesem Erleben sehe und spüre ich eine sehr tiefe Verbindung und Empathie zu den Menschen mit Demenz, die sich nach meiner Erfahrung oft einsam, verloren, fremd, ausgeschlossen und ohnmächtig fühlen.

Auch aus dieser neuen, tiefen Erfahrungsquelle schöpfe ich seitdem mein Mitgefühl für sie. Parallel dazu machte ich die Erfahrung (siehe Kapitel 3), dass Menschen mit Demenz sehr erreichbar sind für religiöse Gesänge und Gebete, auch wenn sie fremdsprachig gesungen werden. Sie finden dabei Halt, Zuflucht und Geborgenheit, Nähe, Freude und auch Erfüllung.

Von diesem Zeitpunkt an ist in mir diese Fähigkeit, so tief zu erleben, mich selbst wahrzunehmen, zu spüren und mich darin anzunehmen, gewachsen. (Diese Entwicklung wurde auch noch durch andere Formen der Selbstreflexion unterstützt.)

Begreifen meiner Wandlung

Ich möchte ein Beispiel anführen, das zeigt, wie sich nach meiner inneren Veränderung auch die Qualität der Begegnung mit einer früheren Nachbarin veränderte.

Ich begegnete dieser Frau mit Demenz nicht in der Rolle als Altenpflegerin. Obwohl ich Zeit hatte und unter keinem Druck stand, war ich nicht in der Lage, ihr wertschätzend, geschweige in der Tiefe zu begegnen. Ich fühlte mich oft hilflos oder verärgert, weil ich nicht wusste, was ich sagen sollte, wenn sie mir wieder einmal ganz aufgelöst erzählte, dass sie heute Nacht beinahe gestorben wäre. Ich wollte mir auch zunächst nicht eingestehen, wie ratlos und überfordert ich mich wirklich in ihrer Gegenwart fühlte, denn ich war doch ein ausgebildeter Profi im Umgang mit alten Menschen.

Im Laufe der Zeit fühlte ich mich zunehmend unfreier in ihrer Gegenwart und ging ihr nach Möglichkeit aus dem Weg. Meine Nachbarin begegnete mir dennoch über viele Jahre unausweichlich und eben bis in diese Zeit hinein, in der durch meine inneren Prozesse gravierende Veränderungen in mir geschahen:

Ich stellte erstaunt fest, dass das Gefühl der Hilflosigkeit in mir nicht mehr auftauchte, wenn ich sie sah. Auch mein Stoßseufzer »Ach, die schon wieder ...« blieb aus. Ich spürte auf einmal Verständnis für sie, wo zuvor Wut und Ratlosigkeit waren. Und konnte ihr mein Verständnis auch mitteilen. Ich fühlte mich frei und wohl, wenn ich ihr begegnete, und musste ihr deshalb nicht mehr ausweichen. Anders als früher dankte sie mir nun für jedes noch so kurze Gespräch und zwischen uns herrschte Zufriedenheit. Zuvor hatte ich oft den Eindruck, es reicht ihr nicht, was ich einzubringen habe.

Hier wird sichtbar, dass ich aufgrund meiner inneren Veränderung um meine eigene Verletzbarkeit und Ängste wusste und auch wusste, wie unendlich wertvoll und wichtig es ist, inneren Halt und Zuflucht zu finden. Genau darum geht es häufig für Menschen mit Demenz: die Sanftheit eines anderen Menschen zu erfahren, durch die es ihnen möglich wird, in ihrer eigenen Weise Halt und Zuflucht zu finden.

Mein Verständnis für die Gefühle und Emotionen anderer Menschen wurde umso größer und tiefer, je mehr ich *mich selbst* mit meinen eigenen Gefühlen und Emotionen, auch meiner spirituellen Sehnsucht, spüren und annehmen konnte. Ich wurde für andere Menschen auf dieser Ebene erreichbar, weil ich mich ihnen zunehmend öffnen konnte.

Auch mit Menschen mit Demenz und durch sie konnte ich erfahren, wie tief und erfüllend Begegnung sein kann, wenn ich wirklich offen bin. Und: Wenn der Impuls aus dieser tiefen Ebene kommt, fühlt das Gegenüber sich ebenfalls in seiner Tiefe berührt.

Erfahrung bei der Ausbildung zur Trauerbegleiterin

Meine nächste überwältigende Erfahrung machte ich im Rahmen meiner Ausbildung in Trauerbegleitung. Ich erfuhr in einer Übung meinen großen spirituellen Schmerz. Meine unendliche Sehnsucht nach Gott, ohne zu erahnen, was das für mich bedeutet.

Ich hatte keine Ahnung davon, dass so viel Schmerz in mir ist und noch dazu von solch einer Intensität. Und dass ich mich dafür auch noch vor mir selbst und anderen schämte.

Meine Aufmerksamkeit bezüglich jeglicher Äußerungen von Gedanken, Zweifeln, Bedürfnissen und Sehnsüchten, die mit Religion und Spiritualität zu tun hatten, wuchs immer mehr. Natürlich auch gegenüber Menschen mit Demenz.

Ich nahm auf einmal auch *ihre* religiösen und spirituellen Bedürfnisse wahr. Ihre Sehnsucht nach Nähe und Trost. Ich hörte immer mehr auf diesem Ohr und spürte immer mehr auf dieser Ebene. Ihre verschlüsselten Botschaften, doppeldeutigen Wörter, wie nach Hause, heimgehen, verlassen sein und so weiter, begann ich aufzugreifen (Beispiele dafür siehe Kapitel 3).

Nun begegneten sie mir in ihrem spirituellen Schmerz. Ich konnte ihn aufgrund meiner eigenen Erfahrungen an ihnen wahrnehmen. Es waren mir sozusagen »Antennen« dafür gewachsen. Gerade diese Form des Schmerzes ist oft schwer in Worte zu fassen, er ist in einem selbst schwer zu begreifen und zu benennen. Nicht selten äußern Menschen mit Demenz Zweifel darüber, ob sie von Gott noch geliebt sind und von »Ihm« (»Ihr«) nicht schon vergessen wurden. Oder sprechen vom »Nichts« und ihrer – scheinbaren – »Verlorenheit«. Eine Frau mit Demenz sagte weinend und hinter vorgehaltener Hand zu mir: »Ich falle immer wieder ins Nichts ..., das ist so furchtbar ... Ich kann es gar niemandem sagen ...!« Ich hatte den Eindruck, dass sie sich für ihr Erleben und ihre so große Not vor mir schämte.

Anfangs war ich noch sehr unsicher, ob ich meinen Impulsen in den Begegnungen nachgehen darf. Ich hatte Bedenken, ob mein Verhalten als missionierend bewertet wird, denn das wollte ich keinesfalls sein.

Ich hatte Hemmungen, zu einem Gebet oder einem religiösen Lied einzuladen. Dabei war ich auch unsicher bezüglich meiner eigenen Reaktion: Wie nah geht es mir selbst, wenn ich mit diesen Menschen bete? Heute weiß ich: Es geht mir sehr nah!

Mein Mut musste erst wachsen, und mit jeder Begegnung wurde er größer. Ich entwickelte immer mehr Vertrauen in meine Wahrnehmung und Intuition und inzwischen erlaube ich mir, dass mich diese Begegnungen sehr berühren. Die Intensität einer Begegnung ist nicht vom gemeinsamen Beten und Singen abhängig. Dennoch erlebe ich diese Nähe auf einer spirituellen Ebene – wenn sie entsteht – als etwas, das über mich selbst hinausgeht. Ein gemeinsames Eintauchen in etwas Umfassendes, Umhüllendes und Durchdringendes.

Die neue Tiefe wagen

In meiner ersten spirituellen Begegnung mit einer Frau mit Demenz war ich völlig absichtslos und unvorbereitet: Wir beide waren uns völlig fremd. Aber es war der Blickkontakt, der mich zutiefst ergriff, ohne dass ich wirklich beschreiben könnte, was da passiert ist. Es war so, als schaute ich in eine andere Dimension, als sich unsere Blicke begegneten. Und ich spürte ganz viel Liebe von dieser Frau zu mir und von mir selbst zu ihr. Wir sprachen nur einzelne Worte miteinander, bis ich sprachlos wurde, das Zeitgefühl verlor und ich mich erst wieder sammeln musste, um mich verabschieden zu können.

Ein Heimleiter sah diese Begegnung und spürte wohl die Qualität und Energie, die in dieser Begegnung lag. Er war ebenso ergriffen davon. Gleich danach sprach er mich an, dabei zitterte er fast und sagte immer wieder:

»Mein Gott, was ist da gerade passiert, das ist ja unglaublich!« Ich merkte sofort, dass er aus dem gleichen Gefühl heraus sprach, das ich selbst immer noch empfand. Ich war darüber so erstaunt, dass jemand das von »außen« spüren konnte und dass sich diese Intensität wohl überträgt. Es können sich also auch andere Personen davon berühren lassen, sonst hätte er es ja nicht gespürt. Es muss eine umfassende, liebevolle Energie sein, in die jeder eintauchen kann.

Durch den jahrelangen Prozess der heilsamen Konfrontation mit dem eigenen Schmerz habe ich erfahren und erkannt, dass ich starke Gefühle aushalten und durch sie hindurchgehen kann. Mit jedem Hindurchgehen haben sich meine Gefühle verändert und ich spüre meinen inneren Reichtum. Diese Entwicklung kam auch in der Begegnung mit dieser Frau zum Tragen und zum Ausdruck. Deshalb konnte ich ihre Liebe und meine Liebe *aushalten*.

Lange Zeit habe ich nur einzelnen, auserwählten Menschen von meinen Begegnungen erzählt. Ich dachte, ich könne nicht erwarten, dass das jemand versteht, was ich da erlebe und schon gar nicht, wenn die Person Ähnliches nicht selbst erfahren hat. Ich wollte keinesfalls, dass diese Begegnungen auf einer Ebene analysiert werden, wo sie banalisiert und entheiligt würden.

Im Laufe der Zeit machte ich viele solcher Erfahrungen und ich weiß für mich ganz sicher, dass die Tiefe und Qualität dieser Begegnungen mit meiner persönlichen, vor allem spirituellen Entwicklung zusammenhängen. Die Menschen mit Demenz spiegeln mir, wozu ich in der Lage bin – ohne es »machen« zu können –, und ich spiegle ihnen, zu welchem Erleben sie in der Lage sind. So ist es uns möglich, uns selbst zu spüren und zu erfahren, *durch* den anderen (hindurch).

Meine Freundin Herta drückte die Qualität dieser Begegnungen einmal in folgenden Worten aus: »Es ist, als ob sich die Herzen öffnen, jedes Herz in seine Schwingung gerät und die jeweiligen Schwingungen sich treffen und so die tiefe Begegnung geschieht. Es ist auf beiden Seiten die gleiche Schwingung und es geschieht ein ›inniger‹ Tanz der beiden Energien. Staunen, Berührtsein, Glück, Wunder, Liebe ...«

Unsere tiefste Angst ist nicht, unzulänglich zu sein.
Unsere tiefste Angst besteht darin,
grenzenlos kraftvoll zu sein.
Es ist unser Licht, das wir fürchten,
nicht unsere Dunkelheit.
Du bist ein Kind Gottes.
Wenn du dich klein machst,
hat die Welt nichts von dir.
Zusammenzuschrumpfen, nur damit sich andere
in unserer Gesellschaft nicht unsicher fühlen,
hat nichts mit Erleuchtung zu tun.
Wir wurden geboren, um die Herrlichkeit Gottes
in der Welt zum Ausdruck zu bringen.
Diese Herrlichkeit ist nicht nur in manchen
Menschen – wir alle haben sie.
Und wenn wir unser Licht strahlen lassen,
dann geben wir unbewusst auch
allen anderen Menschen die Erlaubnis,
ihr Licht strahlen zu lassen.
Wenn wir von Angst befreit sind,
wird unsere Gegenwart automatisch auch auf
andere Menschen befreiend wirken.[11]

Marianne Williamson

3 Begegnungen mit Menschen mit Demenz unter einem spirituellen Aspekt

»Einen heiligen Raum betreten« Eine Begegnung mit Herrn S.

Es saßen mehrere Frauen und Männer mit Demenz am großen Tisch im Aufenthaltsraum einer beschützenden Station. Ich grüßte erst einmal ganz allgemein und nahm dabei mit Einzelnen Blickkontakt auf.

Dann begrüßte ich Herrn S. mit seinem vollständigen Namen und reichte ihm die Hand. Völlig verblüfft darüber, fing er sofort an zu weinen und sagte in seinem bayrischen Dialekt: »Das gibt's doch need, ja des kon i gar net glam.« *(Das gibt's doch nicht, ja das kann ich gar nicht glauben.)* Diese Worte wiederholte er mehrmals.

Ich sagte dann: »Gell, jetzt sind'S ganz überrascht, dass zu Eana jemand kommt.« *(... dass zu Ihnen jemand kommt.)*

Er: »Ja«, und weinte.

Ich fragte: »Darf ich mich zu Ihnen setzen?«

Er: »Ja freilich, ja freilich«, und hielt dabei meine Hand ganz fest.

Die ihm am Tisch gegenübersitzende Frau A. mit Demenz sagte: »Geh Karl, woan doch ned!« *(... wein doch nicht.)*

Mit einem heftigen Schluchzen meinte er, dass sie das nicht verstehe.

Ich sprach sanft weiter: »Gell, Sie weinen, weil Sie so bewegt sind und sich freuen.«

Er: »Ja, des isses«, schaute mir in die Augen und wurde erst einmal ganz still. »Wos sann des für Augn, de mi so ostrahln, vor langer Zeit hob i solche Augn gsehgn.« *(Was sind das für Augen, die mich so anstrahlen, vor langer Zeit hab ich solche Augen gesehen.)*

Ich, behutsam: »Ja?«

Er: »Wos is des für a Leuchten, ja sowas hob i no nia gsehng, des Leuchten in dene Augn; ja des gibts doch ned, was is denn des?« *(Was ist das für ein Leuchten in diesen Augen, sowas hab ich ja noch nie gesehen ...)* Er war wie gebannt.

Plötzlich war es ganz still am Tisch.

Immer wieder rief er: »Wos is des für a Leuchten, ja sowas hob i no nia gsehng!«

Ich fühlte, wie die Liebe durch mich hindurchfloss, und sagte ganz erfüllt davon: »Des is a Geheimnis.«

Er: »Ja, des is wahr, des is a Geheimnis.«

Ich: »Des woass nur oaner.« *(Das weiß nur einer.)*

Er: »Ja, des woass nur oaner.«

Ich: »Da Herrgott.«

Er: »Der woass!« *(Der weiß es!)* Zärtlich berührte er mit beiden Händen meine Hand, die er noch seit der Begrüßung hielt.

Ich antwortete auf seine Berührung, indem ich sanft meine zweite Hand auf seine Hände legte. Wir saßen ganz innig da, er weinte immer wieder etwas lauter dabei.

Frau A. wieder: »Geh Karl, woan doch ned so, sei doch ned so traurig!«

Daraufhin weinte er wieder noch heftiger und sagte: »Du verstehst mi ned, du verstehst mi ned!«

Ich, emphatisch: »Sie weinen vor Dankbarkeit und Freude.«

Er: »Ja, des is.«

Ich sagte ihm, dass ich auch sehr dankbar sei und mich freue, und fragte ihn, ob wir »Großer Gott wir loben dich« singen wollten.

Er sagte weinend: »Ja.«

Ich stimmte das Lied an und wir sangen »Großer Gott wir loben dich«, uns gegenseitig an beiden Händen haltend.

Nach den ersten Worten sangen alle Menschen am Tisch von sich aus mit, viele mit strahlenden Gesichtern und leuchtenden Augen. Der Aufenthaltsraum war erfüllt von einer heiligen Stimmung.

Nach dem Singen verabschiedete ich mich von Herrn S., der mich mit einem warmen Blick ansah und dabei anerkennend sagte: »Des is a richtiga boarischer Händedruck.« *(... ein richtiger bayerischer Händedruck.)*

Ich wünschte ihm alles Gute und dankte ihm von Herzen für diese Begegnung.

Zurückgehaltene Tränen

Ich ging voller Dankbarkeit, Ehrfurcht und Demut von Herrn S. weg, so sehr bewegt, dass ich unmittelbar danach zu Boden sinken wollte, um Gott zu danken.

Die Worte »Wos is des für a Leuchten, ja sowas hob i no nia gsehng, des Leuchten in dene Augn, ja des gibts doch ned, was is denn des?« und wie Herr S. wie gebannt in meine Augen sah, haben mich zutiefst berührt. Ich fühlte mich innerlich so bewegt von dieser Begegnung, dass ich selbst nicht verstand, was gerade geschah. Ich war in die Liebe eingetaucht, wie in ein umhüllendes Licht – wir beide waren eingetaucht. Diese göttliche Kraft floss zwischen uns hin und her, das spürte ich deutlich.

Ich ließ zu, was da war: meine Sprachlosigkeit und eine tiefe innere Nähe und gleichzeitig die Wahrnehmung, dass ich vor Dankbarkeit und Freude hätte weinen wollen.

Diese Tränen habe ich in der Begegnung zurückgehalten, da in dem gegebenen Rahmen die anderen Beteiligten sehr irritiert und auch überfordert hätten sein können (wegen Herrn S. hätte ich da weniger Bedenken gehabt.)

Ich merkte, wie stimmig und stärkend auch für mich selbst das Singen des Liedes »Großer Gott wir loben dich« war. In diesem Augenblick ist die Energie zusammengeflossen, spürbar durch die Verbundenheit mit allen in diesem Raum. Für mich eine heilige Messe.

Erfüllt löste ich mich von den Menschen und überließ sie sich selbst im Aufgehobensein eines großen Ganzen.

Miteinander Zuflucht nehmen

Die plötzlich eintretende Stille am großen Tisch zeigt, dass besonders Menschen mit Demenz sehr offen und empfänglich sind für Stimmungen im Raum. Die liebevolle Energie zwischen Herrn S. und mir breitete sich aus und wurde auch für die um uns Sitzenden spürbar. Betreuungspersonen, die Zeugen dieser Begegnung waren, zeigten sich selbst ebenso tief bewegt und manche zu Tränen gerührt.

Diese Erfahrung führt mich zu der Erkenntnis, wie Liebe in der Tiefe öffnen und verwandeln kann: Alle die Person abwertenden Sichtweisen verlieren unmittelbar ihre Wirkung. Indem sich die Menschen dem Erlebnis öffneten, wurden sie völlig unerwartet Erfahrende der verwandelnden Kraft der Liebe.

Herr S. äußerte und verhielt sich in dieser Situation völlig spontan und vertrauensvoll. Obwohl er geistige Defizite hat, kam deutlich die Fähigkeit zu tiefer Begegnung und die Gabe, sein Erleben in Worte zu fassen, zum Ausdruck. Ebenso erstaunlich war, wie klar er spürte, welche verbalisierten Gefühlsangebote für ihn stimmten und welche nicht. Insgesamt erstaunt und beeindruckt mich die große Freiheit und Fähigkeit dieses Mannes, den inneren Reichtum nach außen fließen zu lassen.

Aus der Situation heraus biete ich das religiöse Lied zum gemeinsamen Singen an.[12] Ich erkenne, dass es allen Beteiligten Halt gibt, zumindest für diesen Moment. Es ist wie ein Miteinander-Zufluchtnehmen, darin gibt es nichts mehr voneinander Trennendes. In den strahlenden Gesichtern und leuchtenden Augen sehe ich helle Freude und Dankbarkeit, vielleicht auch für die Verbindung zwischen uns allen.

Ich halte uns für gleichermaßen bedürftig, in der Sehnsucht nach einem Aufgehobensein in etwas Größerem, als wir selbst es sind, und nach einem Gehaltenwerden im Leiden. Diese Offenheit, Freiwilligkeit und Freude der Frauen und Männer mit Demenz, ein religiöses Lied mitzusingen, signalisiert für mich das Bedürfnis nach religiösen Angeboten und Ritualen (siehe Kapitel 4).

Die Begegnung gipfelte in der feierlichen Hinwendung zu Gott, den Reichtum des Lebens hervorhebend. Ich erkenne für mich, dass diese Menschen reich und gehalten sind in einem großen Ganzen und deshalb keineswegs verloren und keine »armseligen Wesen« sein müssen. Wenn Sie sich auf solche Begegnung einlassen, dürfen Sie teilhaben an der unverlierbaren Größe dieser Menschen. Ich erkenne, dass ich gestärkt aus diesem Raum gehen konnte, weil ich mich ganz auf diese Begegnung eingelassen habe. Bei allem, was ich dazu beitrug, habe ich es doch nicht gemacht.

Herr S. hat keine Angehörigen und erhält von niemandem Besuch.

Nach meiner Erfahrung ist es wichtig, Menschen mit Demenz bei der Kontaktaufnahme mit vollständigem Namen anzusprechen. (Eine Ausnahme bilden andere Anreden, die für die Person als positives Schlüsselwort gelten. Manchmal wissen sie ausschließlich ihren Geburtsnamen). Meistens sagen sie darauf sehr bewegt »Ja, das bin ich«, freudig strahlend oder weinend, wie ein Mensch, der sich nach ewigen Zeiten gemeint und erkannt fühlt.

Ich reiche ihnen zur Begrüßung meine Hand, den meisten ist dies als altes Ritual vertraut. Das ist allerdings nicht immer angebracht, da es auch ungewohnt und deshalb irritierend sein kann.

Schon vorher achte ich darauf, dass ein Stuhl in Reichweite steht, damit ich den durch die Begrüßung entstehenden Körperkontakt meinerseits nicht abbrechen muss. Denn später die Berührung wieder so aufzunehmen, dass diese für beide als stimmig empfunden wird, gestaltet sich oft schwierig. Der Körperkontakt unterstützt die Begegnung sehr, wenn es gelingt, dass dieser als angenehm erlebt wird. Die nonverbale Kommunikation gewinnt umso mehr an Vorrang gegenüber dem Gesprochenen, als die Demenz fortgeschritten ist.

Während ich bei Herrn S. saß und wir miteinander sprachen, berührte ich ihn mit der freien Hand am oberen Rückenbereich und kreiste langsam über seinen Rücken. Eine meiner Hände hielt er seit der Begrüßung in seiner rechten Hand. Wenn er lauter weinte, kreiste ich mehr im unteren Rückenbereich oder im Nacken, da dies stabilisierend wirken kann.

Als er dann seine zweite Hand auf meine Hand legte

und so meine Rechte in beiden Händen hielt, legte ich auch meine Linke auf seine Hände. Ich antworte immer so auf diese Form von Berührung, um die Innigkeit zu fördern.

Den Blickkontakt halte ich von mir aus so lange, bis der andere ihn löst. Mein Blick darf natürlich niemals taxierend oder festhaltend sein. Es lohnt sich, sich auf den intensiven Blickkontakt einzulassen, auch wenn innere Stimmen etwa sagen: »Das ist jetzt zu lange, so lange schaut man sich normalerweise doch nicht in die Augen.« Herr S. und ich sahen uns lange in die Augen. Diese Intensität des Blickkontaktes erlebe ich auch in vielen anderen Begegnungen.

Im Gespräch ist sehr viel Empathie wichtig, um oftmals verschlüsselte Botschaften mitspüren und für den Menschen mit Demenz verbalisieren zu können.[13]

Das Weinen von Herrn S. kann in so einer Situation für Betreuende irritierend oder belastend sein. Ich erlebe viele Frauen und Männer mit Demenz, die meist aus Traurigkeit, Angst und Verzweiflung weinen. Damit ich als Begleiter nichts wegreden oder beschwichtigen muss, was sich an Emotionen zeigen möchte, ist es notwendig, sich darin zu üben, die eigenen Ängste und die fremden Emotionen wahrzunehmen, ohne sie zu bewerten.

Großer Gott, wir loben dich;
Herr, wir preisen deine Stärke.
Vor dir neigt die Erde sich
und bewundert deine Werke.
Wie du warst vor aller Zeit,
so bleibst du in Ewigkeit.

Alles, was dich preisen kann,
Kerubim und Serafinen,
stimmen dir ein Loblied an;
alle Engel, die dir dienen,
rufen dir stets ohne Ruh
»Heilig, heilig, heilig« zu.

Heilig, Herr Gott Zebaot!
Heilig, Herr der Himmelsheere!
Starker Helfer in der Not!
Himmel, Erde, Luft und Meere
sind erfüllt von deinem Ruhm;
alles ist dein Eigentum.

Ignaz Franz nach dem »Te Deum«
Gotteslob 257

»Sich in der Tiefe des Wesens erkannt fühlen« Eine Begegnung mit Frau K.

Es hieß, Frau K. schlägt nach einem, wenn man versucht, sie zu berühren.

Sie saß allein an einem Tisch in einem Aufenthaltsraum. An den anderen Tischen saßen alte Menschen und Besucher. Durch das Rufen von Frau K. mussten alle lauter sprechen, um sich verständigen zu können. So war die Atmosphäre insgesamt unruhig.

Frau K. war in ihrer eigenen Welt. Sie sah auf den Tisch, auf den sie mit ausgestrecktem Arm, geöffneter Hand und vornübergebeugtem Oberkörper klopfte. Diese Bewegung begleitete sie ständig mit dem Wort »hamm, hamm, hamm ...«

Ich setzte mich zu ihr und begrüßte sie mit ihrem vollständigen Namen. Sie sah einen Augenblick zu mir und dann wieder auf den Tisch. Um den kurzen Kontakt wieder zu aktivieren, berührte ich sie vorsichtig an ihrem rechten Arm. Daraufhin bewegte sie ganz langsam diesen Arm von mir weg und legte dann diesen Arm ebenso langsam wieder zurück. Dies erschien mir wie eine reflexartige Bewegung.

Man könnte interpretieren: Nun holt sie aus, um zu schlagen. Ich nahm diese Bewegung jedoch nicht als Aggression wahr. Natürlich hätte sie sich gegen meine Berührung wehren können. Ich deutete dies aber nur als eine Reaktion auf mein Angebot und so hielt ich die Berührung behutsam aufrecht.

Während ich also Frau K. mit der einen Hand berührte, spiegelte ich sie in ihrem gesamten Ausdruck: Ich nahm die gleiche Körperhaltung wie sie ein, gab die Bewegungen und gerufenen Worte wie sie wieder und sah sie dabei an.[14] Ich wiederholte vielleicht drei- bis viermal diese Bewegungen.

Dann plötzlich wurde es im Raum ganz still. Aller Aufmerksamkeit war bei uns. Natürlich war es für die anderen sehr ungewöhnlich, dass sich eine Begleiterin so verhält. Es war jedoch kein Entsetzen, sondern vielmehr ein Staunen spürbar.

Frau K. und ich saßen am Tisch, rufend und schlagend. Dadurch, dass ich Frau K. mit meiner anderen Hand an der Schulter berührte, bildeten wir optisch und energetisch einen in sich geschlossenen Kreis. Dann passierte Folgendes: Frau K. hörte mit dem Klopfen und Rufen auf – ich dadurch ebenfalls –, lehnte sich langsam zurück und sah mir in die Augen.

Ihre Augen strahlten mich wie von weit her voller Liebe an. Ich war tief ergriffen von ihrem Blick und konnte ihn für mich weder einordnen noch fassen. Mir wurde bewusst, dass wir uns gegenseitig anstrahlen, in einer Intensität, die über das rein Menschliche hinausging. Es war eine unglaubliche Dichte spürbar. Ich hatte weder ein Zeit- noch ein Raumgefühl: Es war eine gespürte Ewigkeit.

Dann beugte sich Frau K. mit dem Oberkörper nach vorne, mir entgegen, und berührte mich voller Zärtlichkeit im Gesicht. Ich sagte wertschätzend und innerlich bewegt: »Sie sind eine ganz liebe Frau ...«, und berührte ebenfalls sanft ihr Gesicht. An ihrem Gesichtsausdruck konnte ich sehen, dass sie meine Berührung wahrnahm.

Nach einer Weile ließ sie ihre Hand langsam sinken, schaute mich zwar noch an, aber ich bemerkte an ihrem Blick, wie sie aus der Begegnung »herausfiel«. Daraufhin nahm ich auch meine Hand langsam aus ihrem Gesicht zurück. Sie saß dabei ganz ruhig da, ihre Hände in den Schoß gelegt. Für mich schien sie wie weggetaucht in ihre innere Welt.

So verabschiedete ich mich mit liebevollen Wünschen von ihr, nicht wissend, was sie davon noch erreichte.

Ich ging mit Tränen der Dankbarkeit und der Ergriffenheit von dieser Frau und ich sah, dass andere ebenfalls weinten. Mir kam es so vor, als wären viele der Anwesenden in diese Schwingung eingetaucht und davon bewegt und zutiefst betroffen. Eine Frau sagte unmittelbar danach weinend zu mir: »Mein Gott ... wie gehen wir mit diesen Menschen um ...!«

Nach einer kurzen Zeit begann Frau K. wieder, sich mit wiederholenden Bewegungen auszudrücken. War es denn dann umsonst, dass ich mich auf sie eingelassen hatte?

Ich nahm ihre Größe und Würde wahr

Unmittelbar bevor ich mich Frau K. näherte, sammelte ich mich innerlich (wie ich das immer tue und in Kapitel 1 beschreibe). Ich erwähne dies hier deshalb ausdrücklich, weil es für mich unverzichtbar war, als ich Frau K. in ihrer ganz eigenen Weise kommunizieren sah. Es war von entscheidender Bedeutung, dass ich von meinen Vorstellungen über ein »normales« und »unnormales« Sein Abstand nahm. Ebenso wichtig war es, mir keine Gedanken darüber zu machen, wie andere – Personen im Raum – wohl mein Verhalten interpretieren würden.

Ich wollte mich aus der Herzensebene heraus auf Frau K. einlassen. Dadurch, dass ich mich selbst auf die Gebärden und das Rufen, also auf den Gesamtausdruck von Frau K. eingelassen hatte, empfand ich Empathie für sie. Mithilfe des »körpersprachlichen Widerspiegelns« näherte ich mich vor allem innerlich dieser Frau.

Ich konnte die Qualität oder Energie wahrnehmen, in der sie sich möglicherweise befand. Dies fühlte sich für mich schwer, angespannt, traurig und erschöpft an.

Mein Einlassen auf die »verschlüsselte« Welt von Frau K. empfand ich wie ein Springen in das Unbekannte. Es kostete mich zu Beginn auch Mut, mich so einzulassen. Den gegenwärtigen Moment erlebte ich dann so, als spränge ich durch etwas hindurch, auf das »Eigentliche« zu. Durch das Äußere und durch die Defizite dieser Frau hindurch – auf ihr *wahres Wesen* zu.

Der dadurch entstandene Blickkontakt mit Frau K. ergriff mich zutiefst. Es war, als trete die ganze Würde, Größe und tiefe Wahrheit dieser Frau hervor, stellvertretend für alle an Not leidenden Menschen.

In einer Predigt zu dem Lied von Paul Gerhardt »Oh Haupt voll Blut und Wunden« hörte ich folgende Worte, die mich an meine Begegnungen erinnern:

»Die Würde des Leidenden ...

In Gedanken betrachtet der Sänger das Haupt des Gekreuzigten. Unter den Verletzungen erkennt er die Schönheit dieses Hauptes. Dieser gequälte Mensch hat etwas überirdisch Edles an sich. Er hat eine Würde, die kann auch der zerstörerische Hass der Folterer nicht vernichten. *(Bei Menschen mit Demenz wäre es die Krankheit, die zerstört.)*

Wer lange in das Gesicht eines gequälten und leidenden Menschen blickt, erkennt dessen Würde. Er erkennt den Menschen hinter der verzerrten Maske.

Gefühle wie Überlegenheit oder Ekel oder Verachtung verschwinden. Und es wächst das Empfinden der Zusammengehörigkeit: Dieser leidende Mensch, das könnte ich sein. Dieser leidende Mensch ist ein Mitglied meiner Spezies. Er steht für alle.

Das Gesicht des gekreuzigten Gottes verleiht den Leidenden dieser Welt eine Würde, die ihnen niemand nehmen kann. Vielleicht steckt in dieser unzerstörbaren Würde das Mysterium des Kreuzes.«[15]

Nicht die Not von Frau K., sondern ihre Größe und Würde standen plötzlich im Vordergrund. Das ist etwas völlig anderes. Dies ermöglichte mir, auch meine Würde, Größe und Wahrheit zu erahnen und zu spüren. Dadurch hat sie mich zu sich und mit sich emporgehoben.

Im Nachhinein bemerkte ich, diese Begegnung erschließt mir die Passion Christi in einer für mich spürbaren Form. Ich kann statt der Botschaft der Schuld und der Not die Botschaft der Liebe wahrnehmen.

Sich mit Mut und Vertrauen ganz einlassen

Menschen mit einer fortgeschrittenen Demenz sind laut Naomi Feil folgendermaßen zu verstehen: »... Körperbewegungen ersetzen in der Kommunikation die Sprache. Ihre Gefühle strömen aus ihnen heraus, ohne dass sie sich dessen bewusst sind. Sie äußern ihre Empfindungen auf eine Art, die andere Menschen sehr unangebracht finden. (…) Das Verhalten der Menschen in diesem Stadium hat immer eine Bedeutung. Diese Bewegungen sind nicht sinnlos, sie sind vielmehr die einzige Möglichkeit, mit Verlusten umzugehen und somit ein wenig Würde zu bewahren. (...)

Bei dem ›körpersprachlichen Widerspiegeln‹ ahmen Sie (als Betreuender) die Körperbewegungen der Person nach, versuchen Sie, das Spiegelbild zu sein. Achten Sie dabei auf ihre Atmung, Hand- und Fußbewegungen und den Gesichtsausdruck. Folgen Sie wie beim Tanz der Führung Ihres Gegenübers und passen sie sich seinem Rhythmus an. Setzen Sie Ihre Stimme, Berührung und Augenkontakt ein, um den Menschen zu einer Antwort anzuregen.

Um Menschen in dieser Phase zu validieren (wertzuschätzen, anzuerkennen, ihr Erleben für gültig zu erklären), müssen die Betreuenden das jeweilige Verhalten mit dem Bedürfnis verbinden lernen, das ihm zugrunde liegt.«[16]

Ich interpretierte für mich, während ich Frau K. spiegelte, dass sie das Bedürfnis nach Kontakt, Beziehung und menschlicher Wärme hatte. Natürlich ist dies nur eine Deutung meinerseits. Ihr Verhalten jedoch bestätigte für mich meine Vermutung.

In dieser Intensität scheint mir das körpersprachliche Spiegeln nur aus einer zutiefst wertschätzenden Grundhaltung heraus vertretbar. Wenn ich in der Beobachterrolle bleibe und mir die innere Anbindung zu mir selbst fehlt oder ich mich nicht wirklich auf diesen Menschen einlasse, dann kann es sich für beide wie ein »Nachäffen« anfühlen.

Häufig begegnet mir die Frage, ob es sinnvoll und angemessen ist, Menschen so zu begegnen. Meine Erfahrung ist, dass diese Form der Kommunikation bei Menschen mit einer fortgeschrittenen Demenz unerlässlich ist, wenn ich ihnen das Angebot einer zwischenmenschlichen Nähe machen möchte.

In der Begegnung mit Frau K. wird dies überdeutlich sichtbar und spürbar. Ich erlebte eine Intensität an Begegnung und eine damit verbundene tiefe Erfahrung, die mir seither öfter geschenkt wurde.

Für jemanden, der nur vom körpersprachlichen Spiegeln hört, kann es sehr befremdlich klingen und nicht vorstellbar sein, wie nah wir den Menschen mit Demenz dadurch kommen können.

Eigene Ängste und Unsicherheit können uns davon abhalten, in dieser Weise anderen zu begegnen. Ich selbst hatte in meinen Anfängen Zweifel und auch ein bisschen Angst davor, Menschen mit Demenz in ihrem Ausdruck zu spiegeln. Ich bemerkte, dass es mich sehr viel Mut kostete (und mir, wie bereits erwähnt, auch heute immer wieder Mut abverlangt), mich in dieser Weise auf Menschen einzulassen. Erst einmal ist es wie ein Sprung in die Ungewissheit – heraus aus der Kontrolle, hinein in die vielleicht entstehende Nähe einer Begegnung.

Ich erlebe das körpersprachliche Spiegeln inzwischen als große Bereicherung, weil es mir hilft, mich in das Erleben von Frauen und Männern mit Demenz einzufühlen (selbst wenn ich nur eine »Ahnung« von ihrer Gefühlswelt bekomme), und weil ich dadurch die Erfahrung großer Nähe mache.

Ob ich Frau K. mit meinem Begegnungsangebot erreichen würde, wusste ich in dem Moment davor nicht – das weiß ich nie vorher. Auch wusste ich nicht, was mit ihr und mit mir geschehen würde. Es war offen, wie viel Nähe entstehen würde, alles war möglich.

Ich deutete den Augenblick, in dem sie sich zurücklehnte, so, dass unmittelbar zuvor der Kontakt zwischen uns beiden entstanden war. Denn sie unterbrach ihre bisherige Form, sich auszudrücken. Ich nahm an, sie fühlte sich von mir wahrgenommen, in ihrer Bedürftigkeit gesehen und vielleicht auch erkannt. Ich weiß nicht, wie es dieser Frau ging, als sie rief und auf den Tisch schlug. Aufgrund ihres Gesamtausdrucks vermutete ich sie jedoch in einer menschlichen Not. Als sie mir aber in die Augen sah, konnte ich keine Not mehr an ihr erkennen. Im Gegenteil, ich nahm nur ihren von Liebe erfüllten Blick wahr. Das bedeutet: Es war eine entscheidende Veränderung in und mit Frau K. geschehen. *Was* diese »Wandlung« bewirkte, ist mir im tiefsten Sinn selbst ein Geheimnis und wie es zu dieser so tiefen und dichten Begegnung kommt, ohnehin.

Ich bin mir jedoch darin sicher, dass eine Begegnung in der »Ich-und-Du-Qualität«, wie Martin Buber sie meint (siehe Kapitel 1), eine Dichte und Tiefe erreichen kann, für die ich weder Worte noch eine Erklärung habe und für die »Gnade« wahrhaft das treffendste Wort ist.

Sandrana Nusselein ist eine Frau, die sich seit Jahrzehnten mit »Transpersonaler Persönlichkeitsarbeit« auseinandersetzt und diese auch lehrt. Sie sagte einmal zu mir, als ich ihr von diesen Begegnungen mit Menschen mit Demenz erzählte, das seien Gottesbegegnungen, die ich mit diesen Menschen erfahre und diese mit mir. Sie meinte, das reine Bewusstsein begegnet sich in und durch uns.

Ich kann für mich spüren und es so deuten, dass ich in und durch diese Begegnungen das Göttliche in mir selbst und im anderen erfahre. Wie die Menschen mit Demenz dies erleben, sehe ich an ihren Blicken, ihrer veränderten Körperhaltung, höre und spüre ich durch ihre Worte und Gebärden voller Dankbarkeit, Freude, Zuversicht und Liebe. Deshalb bin ich davon überzeugt, dass auch sie diese Energie in ihrer ganzen Tiefe und in vollem Umfang erleben.

Und das ist für mich die »froheste Botschaft« und die größte Ermutigung, diesen Weg weiterzugehen. Schritt für Schritt auf die Menschen mit Demenz zuzugehen, mich auf sie und auf mich einzulassen.

Ich bezweifle deshalb, ob diese Krankheit so viel Leid bringen und zum Tode führen muss. Auf der spirituellen Ebene gehe ich davon aus, dass wir ohnehin nur einen Bruchteil der Wirklichkeit kennen.

Zumindest könnten häufigere derartige – echte – Begegnungen uns selbst als Begleitern wie auch den Angehörigen und insbesondere dem Menschen mit Demenz mehr Lebensqualität, Lebensfreude und Lebensintensität bescheren.

Sich für eine neue Form der Begegnung entscheiden

An dieser Stelle möchte ich besonders Angehörige, Freunde und Bekannte dazu ermutigen, sich auf ihren an Demenz erkrankten Mitmenschen einzulassen. Ich weiß aus eigener Erfahrung, wie viel an Überwindung von Unsicherheit und eigenen Ängsten das kosten kann. Es ist mir wichtig, dass aus meinen Beiträgen hervorgeht, wie ich es selbst immer wieder als Herausforderung erlebe, mich einzulassen, zu berühren und berührt zu werden.

Wie ich bereits erwähnte, ging es mir auch in der Begegnung mit Frau K. in besonderem Maße so, dass ich sehr viel Mut brauchte. Mut sie zu berühren, sie anzuhören und anzusehen, auch mit allem, was ich als nicht »ästhetisch« an ihr empfand.

Ich erlebe es auch, dass mich im ersten Moment der Ausdruck eines Menschen mit Demenz etwas erschreckt. Dabei merke ich dann, dass ich das Verhalten der Person bewerte und mit »normalem« Verhalten vergleiche. Dies geschieht innerhalb weniger Sekunden in mir. Sobald ich mich aber auf den Menschen einlasse, was auch Bestandteil des »Springens in das Unbekannte« ist, verändert sich meine Wahrnehmung und damit das Bild, das ich mir gemacht habe.

Ich habe entdeckt, dass etwas in mir sich immer ein Bild, eine Vorstellung macht, auch wenn ich mir vornehme, mir ja keine zu machen. Und habe gelernt, mich dafür nicht zu schelten, sondern es vielmehr freundlich zur Kenntnis zu nehmen: »Aha, da bist du wieder« (aber jetzt bist du nicht gefragt) und meine Aufmerksamkeit ohne Wertung der realen Gegenwart zuzuwenden. Ich entscheide mich dafür, mich auf die Begegnung mit dem Menschen mit Demenz einzulassen, *obwohl* ein erstes »verunsicherndes« Bild in mir entstanden ist. Dieses Bild ist sowieso da, auch wenn ich es nicht haben möchte.

Das ist Teil meiner Realität in diesem Moment und ich habe die Erfahrung gemacht, wenn ich mich damit annehme und mich nicht deswegen verurteile, kann ich ungehindert in die Begegnung gehen.

Verschiedene Angehörige äußerten mir gegenüber, dass sie sich in ihrer Rolle als Nahestehende besonders gefährdet erleben, das Verhalten der an Demenz erkrankten Person jetzt und früher zu vergleichen, ja zu bewerten. Damit allerdings belasten sie sich selbst außerordentlich, und wenn sie in diesem Prozess des Vergleichens stehen bleiben, erleben Angehörige auch dadurch meist viel Schmerz und Leid. Der Verlauf der Krankheit wird als ein Stück-für-Stück-Abschiednehmen von einem Menschen auf verschiedenen Ebenen wahrgenommen und empfunden. Ausweglos und aussichtslos. Festgefahren ...

Es ist Begleitenden häufig verschlossen, dass es ebenso auch um ein Entdeckenlernen dessen geht, was neu entsteht und sich durch den und in dem Menschen mit Demenz offenbaren und wahrgenommen werden will. Dadurch geschieht heilsame Veränderung.

Das stellt aus meiner Sicht eine sehr große Herausforderung dar: die Trauer und Belastung zu empfinden und zugleich wachsam und empfänglich zu bleiben für den sich verändernden Menschen mit Demenz. Dennoch ist dies der Punkt, an dem sich entscheidet, wie es für einen selbst als Angehörigen und für den Menschen mit Demenz in Bezug auf die Lebensqualität weitergeht.

Insbesondere seit der Begegnung mit Frau K. beschäftigen mich Gedanken und Fragen dazu, wie ich denn in der Rolle als Angehörige eine Begegnung erleben würde.

- Was wäre mit mir passiert, wenn diese Frau in so einer Lebenssituation meine Mutter wäre?
- Würde ich mich dann auch so einlassen wollen oder können?
- Könnte ich sie spiegeln oder empfände ich dann mein Verhalten aufdringlich und unangebracht?
- Würde ich mir vermehrt Gedanken darüber machen, was sie in diesem Moment über mich denkt?
- Hätte ich Angst davor, ihr zu nahe zu treten?
- Könnte und wollte ich sie auch berühren, im Gesicht, an der Schulter?
- Will ich überhaupt meiner Mutter so nah sein? Wie ist das, wenn sie mein Gesicht berührt?
- Will sie mir so nah sein?
- Wie wäre es für mich, wenn sie mich zurückweisen würde?
- Wie würde ich dann diesen Blickkontakt erleben? Würde ich ihn aushalten können und wollen?
- Ist es möglich, diese tiefe Nähe auch mit einem vertrauten Menschen mit Demenz zu erfahren? Oder mit einem Menschen, mit dem die Beziehung eher als belastend erlebt wurde und noch wird? ...

Solche Fragen können sich natürlich auch auf den Vater, die Ehefrau, den Ehemann, die Nachbarin, die

Freundin und so weiter beziehen. Sicherlich ist in diesen Situationen die eigene Biografie mit ausschlaggebend, die jeden Einzelnen ganz eigene Gedanken und Gefühle erleben lässt.

Vielleicht ist Einzelnen oft gar nicht bewusst, was sie daran hindert, in die Begegnung zu gehen. Man spürt zum Beispiel nur eine unbestimmte Angst oder eine Ablehnung in sich oder es kommt einem ein abwertender Gedanke in den Sinn (»Das bringt doch sowieso nichts« ...).

Hier kann ein eigener Entwicklungsprozess einsetzen, der die festgeschriebene Lebensform und Prägung eines Begleiters heilsam verändert. Hinspüren, da sein lassen. Sich jetzt nicht entmutigen lassen. Dem Menschen mit Demenz näherkommen bedeutet ebenso, sich selbst näherkommen, sich selbst begegnen mit den eigenen Ängsten, Vorbehalten und der eigenen Lebensgeschichte.

Nach meiner Erfahrung ist es ein lebendiger Prozess, sich auf Menschen mit Demenz einzulassen. Ich möchte besonders zum Berühren ermutigen, denn darin fühlen sich gerade Angehörige oftmals sehr unsicher.

Es scheint fast unmöglich zu sein und dennoch ist häufig nur noch diese Form der Kommunikation möglich. Aber auch dann, wenn miteinander gesprochen werden kann, ist sie ein wesentliches Element für ausgedrückte Wertschätzung.

Das sanfte, aber deutliche Berühren etwa des Oberarmes, der Schulter oder des oberen Rückenbereiches mit einer Hand kann sehr viel Respekt und Wärme transportieren. Die Finger sollten dabei geschlossen sein, weil dadurch die Berührung für den Menschen mit Demenz eindeutiger ist. Es kann völlig ausreichend sein, diese Hand ruhig aufliegen zu lassen, vielleicht den Druck zeitweise leicht zu verstärken, damit die Hand noch oder wieder gespürt werden kann. Wenn man die Berührung durch

Bewegung verstärken will, ist ein Kreisen mit der Hand meist angenehmer für den Menschen mit Demenz als ein Hin-und-her- oder Rauf-und-runter-Streichen, weil dies eher als diffus erlebt wird oder negative Assoziationen aktivieren kann (zum Beispiel Beschwichtigt-Werden). Dies könnte eine Abwehr zur Folge haben.

Den Schmerz lindern

Nicht nur im Kontakt mit Frau K., sondern in allen im Buch beschriebenen Begegnungen kommt der Berührung eine große Bedeutung zu. Das von mir beschriebene Verhalten von Frau K. kann auch Ausdruck von Schmerz sein, auf der psycho-sozialen, spirituellen und auch auf der körperlichen Ebene.

Es wäre niemals ausreichend, ausschließlich eine Begegnung in beschriebener Weise anzubieten. Vielmehr ist es dringend notwendig, weiter zu untersuchen, zu beobachten und auch gegebenenfalls zu interpretieren, was Frau K. mit ihrem Verhalten ausdrückt. Wie bereits in anderen Beispielen erwähnt, stellt die Schmerzsymptomerkennung, Symptomkontrolle und Schmerztherapie bei Menschen mit Demenz eine sehr hohe Anforderung dar. Da diese sich in einer großen bis völligen Abhängigkeit von ihren Begleitern befinden, ist es umso wichtiger und unerlässlich, dass Betreuende ihre persönliche und professionelle Aufgabe wahrnehmen und sich für eine optimale Schmerzbehandlung einsetzen.

Also: Schmerzdiagnostik, um die richtige Schmerzbehandlung zu wählen, die auch oft eine ausreichende medikamentöse Schmerztherapie notwendig machen kann. Nicht zu vergessen ist die Kontrolle von Symptomen (wie Atemnot, Übelkeit, Juckreiz und so weiter), unter denen alte Menschen mit Demenz (und ohne) häufig leiden.

Aus meiner Erfahrung gesprochen: Die Not, die zu lindern *wäre,* ist erschreckend groß. In diesem Bereich muss dringend geschult und gehandelt werden! Auch bei vielen Ärzten besteht nach meiner Erfahrung ein großer Bedarf an mehr Fachwissen bezüglich einer verbesserten Schmerzsymptomerkennung und -anerkennung sowie einer optimalen medikamentösen Schmerztherapie für Menschen mit Demenz.

O Haupt voll Blut und Wunden,
voll Schmerz und voller Hohn,
o Haupt, zum Spott gebunden
mit einer Dornenkron,
o Haupt, sonst schön gekrönet
mit höchster Ehr und Zier,
jetzt aber frech verhöhnet:
gegrüßet seist du mir.

Du edles Angesichte,
vor dem sonst alle Welt
erzittert im Gerichte,
wie bist du so entstellt.
Wie bist du so erbleichet,
wer hat dein Augenlicht,
dem sonst ein Licht nicht gleichet,
so schändlich zugericht't?

Paul Gerhardt
Gotteslob 179

»Furcht gibt es in der Liebe nicht«
Eine Begegnung mit Frau V.

Ich traf Frau V. voller Angst auf einem Sofa sitzend, das in einer Ecke auf dem Flur stand, an. Sie hielt ihre Hände wie zum Gebet gefaltet vor ihr Gesicht und sagte ununterbrochen: »Ich hab solche Angst, ich hab solche Angst.«

Als sie mich sah, schaute sie mich flehenden Blickes an: »Bitte helfen sie mir, ich hab solche Angst.« Ich beugte mich zu ihr bis auf Augenhöhe herab, streckte ihr meine Hände entgegen und sie ergriff diese unmittelbar. Ihr Gesicht verriet Anspannung und ihre Augen drückten große Angst aus.

Ich begrüßte sie mit sanfter Stimme: »Oh, Frau V., ja, ich sehe es, dass Sie Angst haben. Darf ich mich zu Ihnen setzen?« Sie rutschte gleich zur Seite, obwohl genügend Platz gewesen wäre, mich neben sie zu setzen. Ich korrigierte sie nicht, sondern dankte ihr fürs Platzmachen.

Der körperliche Kontakt war nun unterbrochen, so nahm ich ihn wieder auf, als ich neben ihr saß, indem ich sie am oberen Rücken berührte. Vorsichtig begann ich, langsam über ihren Rücken zu kreisen, mit dieser Berührung begleitete ich das ganze Gespräch.

Dann nahm sie mit beiden Händen meine freie Hand und äußerte verzweifelt: »Mei, ich hab so Angst!«

Ich fragte vorsichtig: »Wovor haben Sie denn solche Angst?«

Sie: »Ich bin da«, und deutete dabei auf die Umgebung.

Ich antwortete: »Ja, Sie sind hier, fühlen Sie sich alleine?«

Sie: »Ja, ich fühle mich so allein und habe so Angst.« Sie zeigte auf andere Personen, die auch in einiger Entfernung auf Sesseln im Flur saßen, und meinte: »Die da vorne.«

Ich: »Ja, da sitzen noch andere Frauen und Männer, die auch hier wohnen.«

Sie, etwas erstaunt und immer noch ängstlich: »Aha, die wohnen auch hier?«

Ich, vorsichtig: »Kommen sie Ihnen fremd vor?«

Sie: »Ja, irgendwie schon.«

Ich: »Das kann ich verstehen«, und fragte einfühlsam: »Hatten Sie denn früher auch manchmal Angst?«

Sie: »Ja, aber nicht so sehr.«

Ich fragte behutsam weiter: »Was haben Sie denn dann gemacht, wenn Sie Angst hatten?«

Sie, nachdenklich zögernd: »Ich weiß es nicht.«

Ich bot ihr vorsichtig an: »Haben Sie dann mit jemandem geredet oder gebetet?« (Ich wusste, dass sie religiös ist.)

Sie, etwas unschlüssig: »Ich glaube nicht?«

Ich, langsam: »Sonst hätte ich mit Ihnen gebetet oder gesungen.«

Daraufhin legte sie ihre Stirn an meine Schulter und sagte dankbar bewegt: »Mei, das ist aber schön von Ihnen«, dann beschämt: »Ich glaub, ich kann nichts mehr.«

Ich, sanft: »Darf ich das Lied ›So nimm denn meine Hände‹ singen?«, und bot ihr meine zweite Hand an. Sie nickte und nahm dankbaren Blickes meine Hände. Ich fing an zu singen.

Frau V. sang sofort mit und der Liedtext war ihr gegenwärtig. Während des Singens sah sie abwechselnd auf unsere sich gegenseitig haltenden Hände oder in meine Augen.

Als es still wurde, beugte sie ihren Kopf nach vorne meinem Gesicht entgegen und wir berührten einander zart Stirn an Stirn. So saßen wir da und sie sagte immer wieder leise: »Danke, danke, danke.«

Ich dankte ihr ebenso von Herzen, langsam lösten wir uns wieder voneinander und sahen uns liebevoll an.

Ich verabschiedete mich, indem ich Frau V. alles Gute wünschte.

Am anderen Tag erfuhr ich, dass Frau V. nach dieser Begegnung keine Anzeichen mehr von Angst zeigte. Sie saß den ganzen Nachmittag entweder ruhig Anteil nehmend da oder lachte und kommunizierte auch mit anderen Menschen.

Die gemeinsame Ebene spüren

Ich erlebte Frau V. flehentlich bittend in ihrer gesamten Gebärde, als sie mich wahrnahm. Ich empfand sofort Mitgefühl mit ihr (kein Mitleid!). Die von Frau V. gezeigte Scham ging mir sehr nahe. Ich war froh, dass sie mir so viel Vertrauen entgegenbrachte und sich mir mit ihrer Scham zeigte. Dadurch wurde mir sofort ihre Verletzbarkeit bewusst und mein Bedürfnis, im Kontakt mit ihr sehr behutsam zu sein.

Sehr gut konnte ich nachvollziehen, wie es sich möglicherweise für eine religiöse Frau anfühlt, wenn ihr kein Gebet oder kein Lied einfällt beziehungsweise zur Verfügung steht. Ich habe die Art und Weise, wie Frau V. sagte: »Ich glaub, ich kann nichts mehr«, so erlebt, als würde sie zu einer vertrauten Freundin »beichtend« sprechen. Es entstand eine Atmosphäre des Sich-anvertrauen-Könnens.

Besonders intensiv und bewegend empfand ich das gemeinsame Singen, wobei wir fast die ganze Zeit über Blickkontakt hielten, außer wenn Frau V. zwischendurch andächtig auf unsere Hände blickte. Auch hier erlebte ich den Blick von Frau V. wie ein Sich-Festhalten an meinem Blick.

Als wir uns Stirn an Stirn berührten und dabei still dasaßen, spürte ich tiefe Dankbarkeit von Frau V. zu mir und von mir zu ihr fließen.

> »Dankbarkeit entspringt dem Gefühl,
> der Geschenke würdig zu sein,
> und verstärkt die Erfahrung der Fülle.«[17]
>
> *Paul Ferrini*

Ängste aushalten lernen

Frau V. brauchte wohl dringend einen Menschen, der ihre Angst ernst nimmt, diese nicht wegredet, nicht versucht, sie darin zu beschwichtigen oder davon abzulenken.

Ich bemerkte, dass sich ihre Angst etwas beruhigte, weil sie sich mit ihr ernst genommen fühlte. Dabei hielt sie – Halt suchend und vermutlich auch findend – meine Hand zwischen ihren beiden Händen.

Frau V. mutete sich mir in ihrer Angst zu, ich könnte auch sagen, sie offenbarte mir ihre Angst. Zumuten beinhaltet auch das Wort »Mut« und diesen erfordert es, sich mit den eigenen Ängsten zu zeigen. Frau V. lud mich dazu ein, ihr und ihren Ängsten liebevoll zu begegnen, sie damit auszu-halten und zu begleiten. Ich erkenne, dass ich in diesem Moment nur Liebe empfinde und mir diese Frau das Herz öffnet. Es ist nichts anderes zwischen uns.

»Furcht gibt es in der Liebe nicht, sondern die vollkommene Liebe vertreibt die Furcht.«

1 Johannes 4,18

Häufig erfahre ich in der Begleitung und Seelsorge von Menschen mit Demenz, dass es darum geht, sie durch ihre schmerzlichen Gefühle hindurchzubegleiten. Sie reagieren auf emotionale und spirituelle Angebote erleichtert, freudig, dankbar, beruhigt, positiv bewegt und andächtig.

Diese Tatsache leitet mich in meinen Begegnungen mit Menschen mit Demenz. Wie Tom Kitwood sagt: »Vielleicht haben uns diese Menschen etwas Wichtiges zu lehren.«[18] Ich bin zutiefst davon überzeugt, dass es so ist! Jeder Einzelne kann daraus lernen und sich entwickeln, wenn er sich auf solche Begegnung einlässt.

In diesem Beispiel, der Begegnung mit Frau V., wird deutlich, dass ein religiöses Angebot immer nur einladend gemeint sein kann. Sie war sichtlich überrascht über mein Angebot und sehr gerührt, so, als hielte ich etwas Unmögliches für uns beide für möglich.

Erst nachdem sie dankte, realisierte sie in sich selbst einen Anspruch, dass sie etwas können müsste, und sagte beschämt: »Ich glaub, ich kann nichts mehr.«

Gedanken wie »Nicht einmal das weiß ich noch« oder »Wie stehe ich jetzt da, vor anderen?« könnten aufgetaucht sein und in ihr Schamgefühle aktiviert haben. Deshalb war es wichtig, sie sofort zu entlasten (ohne zu beschwichtigen), indem ich fragte, ob ich für sie singen darf. Ich vermutete, dass sie dieses Lied mitsingen könnte und ihr der Text spontan einfalle. Ich habe es bisher in all meinen Begegnungen nicht anders erlebt.

Aus der extrem ängstlichen Frau V. wurde eine für diesen Moment erfüllte, andächtig und dankbar blickende Frau V. Schon mit den ersten gesungenen Worten entspannte sich ihr Körper zusehends und der Ausdruck ihrer Augen veränderte sich gänzlich. Es erstaunt und bewegt mich immer wieder aufs Neue, wie spürbar und sichtbar Gebete oder religiöse Gesänge wirken, das heißt, wie sie Menschen mit Demenz verwandeln – und mich ebenso.

Frau V. saß mit mir in der anschließenden Stille da, Stirn an Stirn, und zwischendurch dankte sie. Ich erlebe immer wieder, wie Menschen mit Demenz mit Stille »gewährend« umgehen, was ich selbst sehr dankbar annehme. Ich empfinde es als sehr kostbar, wenn gemeinsam Stille zugelassen wird.

Meinerseits hatte ich Frau V. mit dem Lied »So nimm denn meine Hände« dazu eingeladen, Zuflucht zu nehmen in einer ihr vertrauten Form, welche ihr vermutlich half, sich zu stabilisieren. Ich habe den Eindruck, dass dieses Lied den Frauen und Männern mit Demenz Trost und Geborgenheit gibt. Es ermöglicht ihnen, sich zu erinnern und vielleicht auch zu spüren, dass sie nicht verlassen sind, sondern dass Gott ihnen gerade *jetzt* beisteht.

Ich sehe eine sehr wichtige Aufgabe für BegleiterInnen und SeelsorgerInnen, dass sie Menschen mit Demenz Unterstützung geben, sich an den eigensten spirituellen Halt und Trost zu erinnern, an das unglaublich Kostbare, das auch diese Menschen in sich tragen. Auch in dieser Begegnung wird wieder deutlich, dass Menschen mit Demenz ihre spirituelle Anbindung finden, sobald sie einen empathischen Impuls von außen bekommen.

Die Praxis zeigt, dass viele Frauen und Männer mit Demenz das Lied »So nimm denn meine Hände« kennen und gerne mögen, wenn es mit ihnen gesungen wird. Es erreicht sie offensichtlich sofort in ihrer Not.

Mich wundert das nicht: In dem Lied schwingt eine tiefe spirituelle Erfahrung.

Gefühle wertschätzen

Wenn ich in einem Haus unterwegs bin, in dem Frauen und Männer mit Demenz wohnen, erlebe ich nicht selten, dass sie nach jedem Menschen, der an ihnen vorbeigeht, ihre Hände ausstrecken – so wie Frau V. in ihrer Angst. Sie zeigen dadurch ihre Not, ihre Sehnsucht nach Kontakt und hoffen auf Antwort.

Frau V. zeigte mir ihre Angst unverstellt. Viele Menschen sind es nicht gewöhnt, mit intensiven Gefühlen anderer so unmittelbar konfrontiert zu werden. Sie fühlen sich dann hilflos und bekommen Angst.

Es ist wichtig, die geäußerten Gefühle ernst zu nehmen und Empathie zu zeigen. Sätze wie zum Beispiel: »Sie brauchen keine Angst haben«, »Es ist alles in Ordnung«, ohne Kenntnis der konkreten Situation bzw. der Auslöser, werden erfahrungsgemäß nicht als hilfreich und tröstend erlebt. Damit würde man dem Gegenüber seine emotionale Wahrheit absprechen.

Besonders Menschen mit Demenz brauchen sehr viel Empathie für ihre Gefühle und dafür, wie sie etwas erleben. Es geht darum, sie darin wertzuschätzen, wie etwas *für sie* ist, auch wenn das nicht unserem Erleben entspricht. Manchmal kann Ablenkung hilfreich sein, dies entlastet den Menschen mit Demenz meist nur kurzfristig. Er erfährt so jedoch keine Mitgefühle und bleibt seinen Gefühlen weiterhin ausgeliefert.

Während ich bei Frau V. saß und wir miteinander sprachen, berührte ich sie mit einer Hand am oberen Rückenbereich und kreiste langsam über ihren Rücken. In den Momenten, in denen sie am ängstlichsten war, kreiste ich mehr im unteren Rückenbereich, da dies stabilisierend wirken kann. Als Überleitung und symbolische Unterstützung bot ich ihr bewusst an, einander an beiden Händen zu nehmen. Dies unterstrich und verdeutlichte die gesungenen Worte und so konnte auf einer äußeren und inneren Ebene geschehen, worum wir baten.

»Liebe ist die einzige Reaktion,
die Angst auflösen kann ...
aber nicht so sehr,
weil Liebe ein Gegenmittel gegen Angst ist,
sondern weil Angst die ›Abwesenheit‹ von Liebe ist.
Deshalb kann die Angst nicht weiterexistieren,
wenn Liebe da ist.«[19]

Paul Ferrini

»Von allen Seiten umgibst du mich und hältst deine Hand über mir«[20] Eine Begegnung mit Herrn F.

Herr F. saß im Aufenthaltsraum. Ich begrüßte ihn mit seinem vollständigen Namen und streckte ihm dabei meine Hand entgegen, auf diese Geste jedoch reagierte er nicht, sondern er fragte interessiert: »Wer sind Sie? Wo kommen Sie her?«

Ich gab ihm Antwort darauf und fragte ihn, ob ich mich zu ihm setzen dürfe. Er meinte: »Natürlich.« Daraufhin nahm ich mir einen Stuhl und setzte mich seitlich von ihm.

»Warum kommen Sie zu mir?«, fragte er mich.

Ich sagte langsam: »Ich wollte Sie gerne besuchen und Sie fragen, wie es Ihnen geht.«

Daraufhin antwortete er: »Der Schmerz«, und als er das sagte, fing er sofort laut zu weinen an. Jetzt nahm ich körperlichen Kontakt auf, indem ich ihn an der Schulter und im oberen Rückenbereich sanft berührte. Währenddessen hatten wir Blickkontakt.

Er wiederholte mehrmals: »Da ist dieser Schmerz, da ist dieser Schmerz«, und weinte sehr, die Tränen strömten unablässig über sein Gesicht. Sein Weinen war im ganzen Raum zu hören.

Ich wiederholte behutsam: »Ja, da ist dieser Schmerz«, und kreiste sanft mit einer Hand über seinen Rücken.

Er sagte dann: »Sie sehen meinen Schmerz«, und weinte dabei noch lauter.

Ich antwortete mit weicher Stimme: »Ja, ich sehe Ihren Schmerz.«

Ich konnte in seinem Blick und an seinem Gesichtsausdruck einen ganz tiefen Schmerz sehen. Herr F.

spürte deutlich, dass ich seine Not wahrnehme, und das bewegte ihn sehr.

Er: »Ich freue mich so, dass Sie meinen Schmerz sehen!«

Ich: »Ja, gell, das tut gut, wenn jemand den Schmerz sieht, den man hat.«

Er wieder: »Das tut so gut. Danke, dass Sie dableiben bei mir!« Sein Weinen ließ etwas nach.

Dann fragte er mich: »Sind das Bilder oder nicht?«, und schaute dabei zu anderen Besuchern, die auch noch im Aufenthaltsraum saßen.

Ich: »Meinen Sie die Menschen, die da sitzen?«

Er: »Ja.«

Ich: »Das sind keine Bilder, das sind Menschen, die da sitzen.«

Er: »Jaa, ach ja.«

Ich: »Gell, heute sind mehr Leute da, sonst sitzt da oftmals niemand.«

Er: »Ja.«

Herr F. hatte die Veränderung im Raum wahrgenommen, den Unterschied zur sonstigen Situation.

Er erzählte dann von Kindern, sagte dabei immer wieder »elf« und »zwölf«. Ich verstand nur das Wort »Kinder« und die Zahlen. Während er erzählte, weinte er wieder sehr.

Ich meinte vorsichtig: »Es ist ganz schwer für Sie, das mit den Kindern?« Ich verstand nicht, wovon er sprach, nahm jedoch seinen Schmerz deutlich wahr, denn diesen zeigte er mir unmissverständlich.

Herr F. wiederholte sich immer wieder und atmete dabei sehr angestrengt.

Ich, wieder behutsam: »Es ist ganz schwer auszuhalten, es ist ein ganz tiefer Schmerz, den Sie gerade spüren?«

Er blickte mir in die Augen und weinte laut auf.

Aus meiner Sicht ging es ganz zentral darum, seinen Schmerz zu sehen, anzuerkennen und wertzuschätzen.

Durch die kreisende Berührung auf seinem Rücken entspannte sich Herr F. zunehmend körperlich, dann bewegte er seinen Oberkörper immer wieder vor und zurück. Ich legte währenddessen meine Hand nur sanft auf seinen Rücken, damit er sich frei vor- und zurückbewegen konnte, der körperliche Kontakt jedoch nicht unterbrochen wurde.

Dann fragte ich ihn intuitiv, ob er gläubig sei.

Er sagte: »Ja natürlich«, als wäre es das Selbstverständlichste, und weinte leise dabei.

Ich überlegte, womit ich ihm einen Anker oder einen Schutz anbieten könnte in seinem überwältigenden Schmerz.

Ich, dann einfühlsam: »Kennen Sie das Lied ›So nimm denn meine Hände?‹«

Er: »Ja, natürlich kenne ich das von früher. Wir haben es in der Familie öfter gesungen.«

Ich, vorsichtig: »Darf ich dieses Lied für Sie singen?«

Es war mir wichtig, dass sich das Lied für ihn im gegenwärtigen Augenblick stimmig anfühlte, ohne dass für ihn dadurch ein Druck entstand, er müsse jetzt etwas *können*.

Er nickte still, ich sah, dass er durch meine Frage tief berührt war.

Herr F. sang sofort mit und nahm dabei meine freie Hand in seine Hände.

Es war ein sehr inniger Moment, wir sahen uns während des Singens in die Augen und die Tränen liefen ihm nur so über sein Gesicht.

Nach einer kurzen Stille dankte er mir aus tiefstem Herzen.

Wir saßen noch eine Zeit lang da. Herr F. begann wieder zu reden, jedoch mehr im Plauderton. Obwohl er noch gerne gehabt hätte, dass ich bliebe, verabschiedete ich mich und dankte ihm für diese Begegnung.

Die tiefe innere Verbindung spüren

Als ich auf Herrn F. zuging, wirkte er stark und selbstbewusst auf mich. Umso erstaunter war ich, als er sich auf meine Nachfrage hin, wie es ihm gehe, sofort öffnete und zu weinen begann.

Ich empfand sehr viel Mitgefühl mit Herrn F., zugleich wurden für mich die Tiefe seines Schmerzes und seine Traurigkeit darüber immer deutlicher spürbar und erkennbar. Ich merkte auch hier wieder: Ich brauche nur mein eigenes Herz zu öffnen und es fließt heraus, was an Erbarmen da ist. Es freute mich, dass mein Mitgefühl Herrn F. erreichte und ihm wohltat.

Der Moment, in dem ich ihn fragte, ob er religiös sei, war für mich ein kleiner Sprung ins Ungewisse. Ich war unsicher, was ich mit dieser Frage bei ihm auslösen würde. Rein intuitiv aber war diese Frage für mich in diesem Moment stimmig.

Erleichtert darüber, Herrn F. nicht brüskiert zu haben, begann ich zu singen und war sehr berührt davon, mit welch einer Innigkeit und Hingabe Herr F. mit mir »So nimm denn meine Hände« sang. Ich spürte in mir wieder diese tiefe Verbindung auf einer spirituellen Ebene, zu einem mir völlig fremden Mann mit Demenz.

Der ständige Blickkontakt während des Singens verstärkte die Erfahrung des »in Wirklichkeit Ungetrennt-Seins«. Wenn ich es nicht selbst erlebt hätte, ich würde es nicht für möglich halten, dass so etwas geschehen kann.

Dem Schmerz begegnen

Herr F. gehört zu den Menschen, deren äußerer Eindruck auf mich selbstbewusst, gefasst und eher verstandesorientiert wirkt. Ein gebildeter und intelligenter Mann wurde in dieser Begegnung erkennbar.

Insbesondere bei Menschen, die so souverän auf mich wirken, unterschätze ich deren Bedürfnis nach spiritueller Begleitung. Ich höre, auch andere Begleiter nehmen diese Tendenz an sich wahr. Wenn zudem über eine religiöse Ausrichtung einer solchen Person nichts bekannt ist beziehungsweise sie selbst sich nicht dazu äußert, ist es mir wichtig, den Mut zu haben, dennoch achtsam danach zu fragen oder ein spirituelles Angebot zu machen. Denn jenseits allen Scheins kann es jeder sein, der diese Form der Begleitung braucht.

An Herrn F. fiel mir besonders auf, wie dankbar er sich immer wieder darüber äußerte, dass ich in seinem Schmerz bei ihm blieb. Es lag mir daran, ihn nicht zu beschwichtigen, sondern Herrn F. mit dem Schmerz auszu-halten. Ich hatte den Eindruck, gerade diese Erfahrung war für ihn wichtig und kostbar: Da ist eine, die ihn damit würdigt und nicht alleinlässt. Da ich es mir nicht zur Aufgabe mache, anderen Menschen ihren Schmerz zu nehmen (was ohnehin eine Illusion wäre), war es mir möglich, ohne inneren Druck mit achtsamer Präsenz da zu sein.

Mich Gott in mir und Gott im anderen überlassen

Die Begegnung mit Herrn F. wurde auch von einigen sich ebenfalls im Raum befindenden Besuchern als sehr bewegend erlebt, manche waren zu Tränen gerührt. In mir wächst zunehmend die Überzeugung, dass Menschen – insbesondere Menschen mit Demenz – eine tiefe Sehnsucht danach haben, mit und in allem, was sie sind, angenommen zu sein. Mit allen sogenannten Defiziten und Unfähigkeiten umfangen und geborgen zu sein. Vielleicht ist dies eine tiefe Sehnsucht nach Gott, was auch immer der Einzelne darunter versteht und mit Gott verbindet.

Diese spirituelle Sehnsucht kann sich in Form eines unglaublich tiefen Schmerzes zeigen und für den Betroffenen selbst schwer beschreibbar sein. In jedem Fall handelt es sich dabei um eine Sehnsucht nach Qualitäten oder Eigenschaften, die wir bestenfalls Gott zuschreiben, wie Güte, Barmherzigkeit und bedingungslose Liebe.

Aufgrund meiner mich selbst überwältigenden Erfahrungen fragte ich mich oft: Kann es sein, dass das, was ich erlebe, die göttliche Qualität bedingungsloser Liebe ist, die durch mich als Begleiterin für die Menschen mit Demenz erfahrbar und spürbar wird? Inzwischen bin ich davon überzeugt, dass es so ist und dass es zuallermeist darum geht, das Göttliche in mir dem Göttlichen im anderen begegnen zu lassen.

Das heißt, sobald ich mich Gott in mir selbst und Gott im andern überlasse, wird die Liebe durch uns beide hindurchströmen, es ist ein einziges Fließen. Der Weg des Heilwerdens ist die bedingungslose Liebe im bedingungslosen Annehmen des anderen. In diesem Augenblick können wir Menschen uns das geben, was wir vielleicht auch oder nur von Gott erhoffen.

Könnte es nicht auch sein, dass Frauen und Männer mit Demenz uns unsere eigene Sehnsucht nach Gott spiegeln oder nach etwas, das ewig, größer und umfassender ist, als wir uns wahrnehmen?

Ein Wesen ging hinüber in das andere Reich.
Oh nein! Es ist eine Einheit, wesensgleich!
Nur dein Aug', deine Sicht ist begrenzt.
Sie gehöret ergänzt
durch Wissen, geworden aus Glaubenskraft.

Meisterschaft
ist in allem zu erreichen,
wenn du den Schwierigkeiten nicht versuchest
auszuweichen.
Nur die Lehre der Materie ist begrenzt,
sie gehöret ergänzt.

Die Schwere der Materie ist gegeben durch die Sicht,
durchhelle sie mit Himmelslicht.
So wird sie transparent,
durchweht von allerlei anderen Kräften,
Mächten des Lichts und der Dunkelheit.

Durchlässig ist der materielle Körper und
die Wesenheit
an sich für jede Möglichkeit.
An dir liegt es, an deinem Willen, was dich durchweht
oder sogar in dir lebt und besteht ...
Beug' dich in Demut vor dem strahlendsten Licht!
Es bietet dir Schutz und gibt dir Sicht.

Gertrud Emde

»Ja, mein Schutzengel ist auch da« Eine Begegnung mit Frau S.

Frau S. winkte mich zu sich und fragte, ob denn jemand sich darum kümmern würde, sie heute Abend ins Bett zu bringen. Ich versicherte ihr, dass sich jemand ihrer annehmen würde, und fragte sie, ob ich mich zu ihr setzen dürfe?

Sie meinte sofort erfreut: »Ja natürlich!«

Ich setzte mich, sogleich nahm sie meine Hand mit beiden Händen und sagte: »Ich weiß nicht, wer mich abends ins Bett bringt, ich bin noch nicht so lange hier. Ich komme nicht mehr so gut zurecht und weiß auch nicht, was mit mir los ist. Wenn ich im Bett liege, habe ich immer wieder Angst und weiß gar nicht warum. Ich kenne das nicht von mir.«

Ich begann mit meiner freien Hand langsam über ihren Rücken zu kreisen (ab hier hatten wir das ganze Gespräch hindurch Körperkontakt) und sagte verständnisvoll: »Gell, das ist schlimm, wenn man so Angst hat?«

Sie: »Ja, ich fall immer wieder durch. Es ist immer wieder so, dass ich durchfalle!«

Ich interpretierte ihre Aussage in diesem Moment so, dass sie immer wieder innerlich den Halt verliert.

Sie: »Ich vergesse so viel und das mit dem Kopf. Ich mache mir Sorgen um mich und das mit der Angst. Lieber Herrgott!«

Ich fragte sie daraufhin: »Der Herrgott. Hilft Ihnen der?«

Langsam antwortete sie: »Ja, ich glaube schon, ich bin eine echte Christin!«

Ich fragte behutsam weiter: »Wollen Sie den Herrgott noch einmal um Hilfe bitten?«

Sie sagte nachdenklich: »Ja, das wäre gut. Wissen Sie, ich war immer eine richtige Christin.«

Ich beugte mich noch etwas näher zu ihr hin und fragte leise: »Sollen wir das gemeinsam tun?«

Sie: »Ja, das wäre ganz gut. Ich war immer schon eine echte Christin!«

Ich: »Möchten Sie, dass wir gemeinsam beten?«

Sie antwortete freudig und erleichtert: »Ja. Aber was?«

Ich fragte vorsichtig: »Mögen Sie das Vaterunser beten? Ich würde es singen, mögen Sie das mitsingen?«

Sie sofort: »Ja, wenn ich das kann ...?«

Ich fing an zu singen, laut und deutlich.

Meine Hand, die sie seit der Begrüßung festhielt, nahm sie sofort zwischen ihre beiden Hände. Diese faltete sie mit meiner Hand dazwischen zu einer Gebetsgebärde in ihrem Schoß.

Frau S. sang das Vaterunser mit mir und lehnte sich währenddessen an mich. Sie wurde sehr andächtig, ihr Körper und ihr Gesichtsausdruck entspannten sich dabei sichtlich. Immer noch an mich gelehnt, dankte sie mir spürbar bewegt mit den Worten: »Vergelt's Gott, vergelt's Gott« *(vergelte es dir Gott)* und drückte herzlich meine Hand.

Ich sagte: »Seng's Gott« *(segne es Gott)*, und erwiderte ihren Händedruck von Herzen dankend mit meinen beiden Händen.

Sie freute sich noch mehr darüber, dass ich diese sehr alte Form des Dankes kenne.

Dann sprach sie wieder von der Angst und fragte leicht zweifelnd: »Ob Gott mir auch wirklich hilft?«

Ich formulierte daraufhin behutsam: »Sie haben Zweifel daran, ob Gott Ihnen wirklich hilft?« Nachdem sie nichts erwiderte und mich fragend ansah, sprach ich aus innerer Überzeugung und versicherte ihr: »Gott ist bestimmt bei Ihnen, gerade jetzt in Ihrer Not!«

Sie meinte: »Ja, wenn Sie es auch sagen ...«

Ich fragte sie: »Haben Sie denn auch einen Schutzengel?«

Darauf erwiderte sie überzeugt: »Ja, ja der ist auch da! Und meine Nachbarin, die habe ich ja auch noch«, zeigte dabei auf die Frau, die gerade neben ihr auf dem Sofa saß. Die Nachbarin hatte unser Gespräch wahrgenommen und war auch gleich ganz präsent.

Ich bezog sie in unser Gespräch mit ein, indem ich langsam sagte: »Schön, dass Sie sich haben ... Nicht wahr, das ist ganz wichtig, dass man immer wieder einen Menschen für sich hat, der einem beisteht ... Das freut mich für Sie beide.«

Sie lachten sich dankbar an und jede meinte: »Ja, das ist wahr!«

Ich verabschiedete mich mit guten Wünschen für sie von den beiden Frauen.

Gegenseitige Dankbarkeit erfahren

Die Aussage von Frau S., dass sie immer wieder durchfalle, wenn sie im Bett liege, rührte mich an. Ich war erstaunt über diese Wortwahl, mit der sie ihr Erleben beschrieb.

Der Moment, als wir gemeinsam das Vaterunser sangen, ging mir sehr nahe, weil ich selbst einen inneren Prozess mit den Worten dieses Gebetes verbinde. Es hat mir persönlich etwas bedeutet und gegeben, mit ihr das Vaterunser zu singen.

Nach dem gemeinsamen Beten spürte ich die Dankbarkeit von Frau S. ganz besonders und auch meine Dankbarkeit ihr gegenüber. Es entstand eine andächtige Atmosphäre. Ihr sah ich die Andacht an und meine spürte ich. Dabei nahm ich eine innere Verbindung zu

Frau S. wahr, wir waren in den gleichen heiligen Raum eingetreten. Nicht ich führte sie da hinein, sondern er eröffnete sich uns.

Innere Anbindung an das, was trägt

In der Begegnung mit dieser Frau habe ich wieder ein Stück weit die Tragik dieser Krankheit wahrgenommen: Wie allein Frau S. zunächst damit ist, wenn ihre Ängste kommen.

Ich erkannte wieder, wie wichtig es war, ihr darin beizustehen und ihr die Möglichkeit zu geben, darüber zu sprechen. Ebenso bedeutsam war es, mitfühlend zu sein und durch einen Impuls einzuleiten und zu erschließen, wie und wo sie in der für sie vertrauten und hilfreichen Form Zuflucht nehmen kann. Aufgrund ihrer Aussagen ging ich davon aus, dass Frau S. auch früher in belastenden Lebenssituationen bei Gott Zuflucht genommen und um Schutz und Hilfe gebeten hat.

Erfahrungsgemäß kennen die christlich orientierten alten Menschen das gesungene Vaterunser in der Regel aus der heiligen Messe, deshalb nahm ich an, dass es Frau S. in dieser Form auch vertraut wäre.

Aus meiner Sicht ist das ein zentraler Punkt, dass die Menschen mit Demenz die Anbindung an das, was sie trägt, wieder verlieren können und deshalb Impulse und Einladungen von außen, von den Begleitern brauchen. Ich weiß es aus eigener Erfahrung und höre es immer häufiger auch von anderen, wie schwierig es selbst für Menschen *ohne* Demenz sein kann, verschüttete oder überlagerte Wege zur eigenen Spiritualität und damit zur inneren Anbindung wiederzufinden.

Ich glaube zwar nicht, dass bei Menschen mit Demenz diese Wege durch ihre Krankheit verschüttet werden – wenn sie es sind, dann waren sie es vermutlich vorher schon. Ich bin jedoch zu der Überzeugung gekommen, dass die bisherigen Wege oder Möglichkeiten, sich innerlich zu verankern, zunehmend nicht mehr erinnert werden können. Nicht, dass dies die Frauen und Männer mit Demenz nicht mehr bräuchten! Sie brauchen diese innere Anbindung meiner Erfahrung nach eher in besonderem Maße. Sie spiegeln *mir* damit, lassen mich erfahren, spüren und erkennen, dass der Mensch ein spirituelles Wesen ist und – unabhängig von hirnorganischen Veränderungen – auch bleibt. So wie 1987 der britische Neurophysiologe Sir John Eccles, Nobelpreisträger der Medizin, äußerte: »… dass die wichtigste Realität meines erfahrenden Selbst nicht identifiziert werden kann mit Gehirn und Neuronen und Nervenimpulsen. Ich glaube, dass in meiner Existenz ein fundamentales Geheimnis liegt, das jede biologische Erklärung übertrifft.«[21]

Im Laufe der Jahrzehnte habe ich bemerkt: Je weiter ich selbst entfernt war von eigener gelebter Spiritualität, desto weniger habe ich diesen Aspekt als einen Teil des Lebens wahrgenommen. So bestand in meinem Bewusstsein eine Lücke bezüglich der religiösen und spirituellen Bedürfnisse von Menschen mit Demenz. Ich konnte diese einfach nicht identifizieren.

Es beeindruckte mich sehr, wie Frau S. meine Frage nach einem Schutzengel mit ihrer Nachbarin, die neben ihr saß, verknüpfte. So erhielt die unsichtbare Begleitung eine sichtbare Form.

Der gegenwärtige Augenblick zählt

Es ist möglich, dass Frau S. abends oder nachts immer wieder aus ihrem Bett aufsteht, weil sie Angst hat. Schließlich ist sie ja auch allein, wenn sie im Bett liegt und immer wieder »durchfällt«. Schlimmstenfalls kann es sein, dass Menschen mit Demenz im entsprechenden Moment ihre Ängste nicht artikulieren können oder gar nicht mehr ins Bett wollen. Auch Frau S. wusste, dass sie dort immer wieder Angst hat. Im Zweifelsfall muss sie immer wieder aufstehen, wenn sie Angst hat und sich dieser ausgeliefert fühlt.

Deshalb halte ich es für sehr wichtig und not-wendend, Abendrituale anzubieten, welche das Gefühl der Geborgenheit, des Aufgehobenseins und des Trostes fördern und wecken. Dies ist keine Garantie dafür, dass diese Menschen dann nicht mehr aufstehen werden. Es kann natürlich sein, dass diese positiven Gefühlszustände nicht anhalten und die Angst sich wieder breitmacht.

Die entscheidende Überlegung ist, was hilft dieser Frau, diesem Mann *jetzt*, im gegenwärtigen Augenblick.

Vater unser im Himmel
geheiligt werde dein Name.
Dein Reich komme.
Dein Wille geschehe,
wie im Himmel so auf Erden.
Unser tägliches Brot gib uns heute.
Und vergib uns unsere Schuld,
wie auch wir vergeben unsern Schuldigern.
Und führe uns nicht in Versuchung,
sondern erlöse uns von dem Bösen.
Denn dein ist das Reich und die Kraft
und die Herrlichkeit in Ewigkeit.
Amen.

»Geborgenheit finden bei Gott« Eine Begegnung mit Frau P.

Ich wurde zu Frau P. gebeten, weil sie, wie man mir sagte, den ganzen Tag nur noch schrie. Es wurde überlegt, ob eine baldige Einweisung in eine psychiatrische Klinik für sie hilfreich wäre. Frau P. befand sich im Krankheitsstadium III (sich wiederholende Bewegungen) bis IV (Dahindämmern / Vegetieren) nach Feil[22]. Sie saß in einem Pflegestuhl vor dem Fernseher und trug Kopfhörer, weil sie schwerhörig war.

Ich näherte mich ihr von der Seite, mich langsam in ihr Blickfeld schiebend. Sie schrie, während ich ihr Zimmer betrat, sie schrie auch noch, als sie mich wahrgenommen hatte. Nachdem ich sicher war, dass sie mich gesehen hatte, beugte ich mich zu ihr und berührte sie sanft am Arm. Ich nahm ihr vorsichtig die Kopfhörer ab, schaltete den Fernseher aus und setzte mich so an ihre Seite, dass sie mich gut sehen konnte.

Nun berührte ich sie mit der freien Hand an der Schulter und nahm mit der anderen Hand eine ihrer Hände von unten auf. Währenddessen sprach ich sie mit ihrem ganzen Namen an.

Mitfühlend fragte ich sie: »Was ist mit Ihnen?«

Sie: »Nicht gut ...«, und sah mich dabei kurz an.

Ich wiederholte sanft: »Nicht gut?«

Sie: »Ich weiß nicht mehr weiter!«, und blickte dabei ins Leere.

Ich war verblüfft über diese klare Antwort und meinte empathisch: »Oh, das ist schwer ..., wenn man nicht mehr weiterweiß.«

Sie: »Jaaa.«

Ich, sanft: »Das fühlt sich nicht gut an.«

Sie: »Nein«, dann entstand eine Pause, daraufhin sie etwas ungeduldig: »Und, ... wie geht's nachher weiter?«

Ich, langsam: »Ich weiß es nicht ..., wie es weitergeht.« Mir war bekannt, dass sie religiös ist, und deshalb sagte ich nachdenklich: »Vielleicht weiß es der Herrgott ..., wie es weitergeht?«

So, als würde ihr gerade etwas für sie sehr Bedeutsames einfallen, sagte sie sofort zutiefst überzeugt darauf: »Jaaa, der weiß es.«

So fing ich unmittelbar aus meinem Berührtsein heraus an zu singen: »So nimm denn meine Hände und führe mich.«

Sie schloss sofort ihre Augen, faltete andächtig die Hände in ihrem Schoß und bewegte ihre Lippen dazu. Ich bin mir sicher, dass sie still mitsang. Zusehends entspannten sich ihre Körperhaltung und ihr Gesichtsausdruck.

Dann war es ganz still im Raum und Frau P. saß ruhig in ihrem Sessel. Wie bei sich und in sich angekommen. Als ich ging, antwortete sie nicht mehr auf meinen Gruß ...

Gemeinsam Zuflucht nehmen

Ich war von Mitgefühl bewegt, als ich sah, dass diese schwer an Demenz erkrankte Frau mit Kopfhörern vor dem Fernseher saß und schrie. Sie war schutzlos den Lauten und vielleicht auch den Bildern ausgeliefert. So verwunderte mich ihr unentwegtes Schreien nicht.

Sehr erstaunt war ich hingegen über die verbalen Äußerungen von Frau P., insbesondere darüber, mit welcher Klarheit sie sprach und fragte. Ich erlebte sie in diesen Augenblicken als eine willensstarke und selbstbewusste Frau.

Ich war angerührt von ihrer empfundenen Ausweglosigkeit. Da ich nicht wusste, was sie innerlich erlebte, konnte ich keine konkrete Antwort auf ihre Frage geben. Ich wollte aber keinesfalls zu Äußerlichkeiten übergehen. In diesem Augenblick fühlte ich mich voller Wärme ganz da und spürte, dass ich mich gerne mit ihr an eine über uns hinausgehende Kraft und Präsenz wenden wollte.

So bot ich Frau P. ein religiöses Lied an, welches ihr vertraut war. Damit nahmen wir gemeinsam Zuflucht, in einer Situation, in der wir beide auf einer inneren Ebene nicht weiterwussten. Dies erlebte ich für mich ein Stück weit als entlastend. Durch die Ausstrahlung von Frau P. empfand ich dieses Geschehen, in dem wir uns miteinander an Gott wandten, vertraut und uns beide darin ganz selbstverständlich. Mit innerer Ruhe und Dankbarkeit betrachtete ich nun Frau P. in ihrem Sessel. Für mich strahlte sie inneren Frieden aus.

Die Betreuungsperson, die mich zu Frau P. begleitet hatte, war sehr erstaunt über die klaren Äußerungen und innerlich bewegt durch das so veränderte Verhalten von Frau P. Sie meinte, diese Form von Begegnung wäre das, was Frau P. in Wirklichkeit bräuchte, um Lebensqualität zu erfahren.

Wie es weitergehen kann

Auf die von Frau P. mehrmals gestellte Frage: »Wie geht es weiter?« hätte ich auch etwas Äußeres erwähnen können, zum Beispiel: »Jetzt gibt es dann Mittagessen.« Intuitiv war für mich aber klar, dass sie etwas Umfassenderes meinte, als sie danach fragte, wie es mit ihr weiterginge.

Natürlich wusste ich nicht, wie es mit ihr weitergehen

würde. Ich wollte ehrlich sein und ich hielt die Wahrheit, dass ich es nicht wüsste, in diesem Moment für zumutbar. Hingegen ist es bei Alltagsdingen und Situationen sehr wichtig, dass wir Klarheit darüber anbieten, wie es weitergeht. Denn wir geben damit auch Halt. Einem anderen Menschen mit Demenz hätte meine Aussage durchaus Angst machen können: Nicht einmal die Betreuungsperson weiß weiter.

Frau P. reagierte mit ihrem Körperausdruck »zur Kenntnis nehmend«. Sie wirkte weder entsetzt noch hilflos, nachdem sie meine Stellungnahme gehört hatte. Ich hatte eher den Eindruck, dass sie mein Nichtwissen respektierte.

Ich erfuhr das auch in anderen Begegnungen: Wenn es eine Form des Nichtwissens ist, die sie auch aus ihrem bisherigen Leben kennen, verfügen Menschen mit Demenz durchaus in gewissen Augenblicken über eine innere Einsicht oder auch Weisheit. Nur indem ich ihnen diesbezüglich etwas zutraute, machte ich die Erfahrung, dass sie ihr inneres Wissen einsetzen können. Auch in der Begegnung mit Frau P. stellte ich das fest. Ein anderes Beispiel zeigt dies überdeutlich:

Eine erfahrene Kollegin erzählte mir eine Begebenheit mit Frau A., die an Demenz erkrankt war. Frau A. sagte im Aufzug zu ihr: »Ich weiß nicht mehr, wer ich bin!« Diese Frau sprach sonst nicht. Allein darüber war diese Kollegin sehr bewegt und sagte: »Ich glaube, irgendwo wissen Sie, wer Sie sind.« Frau A. daraufhin, wie zu sich selbst sprechend: »Ja, ich weiß, tief innen ... bin ich ganz ...«

Als ich bei Frau P. vom »Herrgott« sprach, hatte ich den Eindruck, ich würde damit etwas für sie bereits Vergessenes in ihr hervorholen.

Ich hielt das Lied »So nimm denn meine Hände« als Zufluchtsmöglichkeit und als Antwort auf Frau P.s

Frage für ideal. Der Text beinhaltet auch eine eigene Antwort der Singenden auf ihre an mich gestellte Frage.

Immer wieder können wir bei der Begleitung von Frauen und Männern mit Demenz in Situationen kommen, in denen wir nicht mehr weiterwissen. Ich erlebe es als entlastend, wenn ich mir selbst erlaube, mich mit dem anderen an eine größere, umfangende und tragende Kraft zu wenden. An etwas, das in mir ist und auch über mich selbst hinausgeht. Wie auch immer ich diese Kraft nenne: Gott, Buddha-Natur, Brahma, größere Weisheit, höheres Bewusstsein, allumfassende Liebe oder das weiße Licht ...

So ist es möglich, gemeinsam in einen erweiterten Raum und Bezugsrahmen einzutreten, welcher über uns selbst hinausweist und der mich gleichzeitig meine eigene Würde spüren und die des anderen wahrnehmen lässt.

Natürlich ist es wichtig, dass wir in der Begleitung die Glaubensausrichtung des Menschen mit Demenz aufgreifen und nicht anderen unsere eigene Form aufdrängen. Es ist möglich, das eigene tiefe Angebundensein zu spüren, auch wenn es nicht das Ritual ist, das man für sich selbst wählen würde.

> »In der Liebe nehmen wir die Größe
> des anderen wahr.«[23]
>
> *Paul Ferrini*

Die innere Not herausschreien

Menschen mit einer fortgeschrittenen Demenz sind mit einem Fernsehangebot überfordert, weil sie die Reize meist weder zuordnen noch verarbeiten können. Außerdem strömten hier bei Frau P. Bilder und akustische Reize auf sie ein, ohne die Kontrolle derjenigen, die für sie dieses Angebot gewählt hatten.

Es gibt sehr viele Ursachen und Zusammenhänge, weshalb Menschen mit Demenz den ganzen Tag schreien könnten. Deshalb ist es äußerst wichtig, diesen nachzugehen. Es ist nicht einfach das Wesen der Krankheit Demenz, worin dieses Verhalten begründet wäre. Dr. Dr. Marina Kojer meint dazu: »Verhaltensstörungen sind typische Verhaltensmuster dementer Hochbetagter. Sie treten jedoch nicht ohne Grund auf. Häufig sind sie indirekte Schmerzzeichen; auf jeden Fall sind sie Zeichen großer innerer Not!«[24]

Das Beispiel von Frau P. zeigt diese Not zweifellos auf.

So nimm denn meine Hände und führe mich
bis an mein selig Ende und ewiglich.
Ich mag allein nicht gehen, nicht einen Schritt.
Wo du wirst geh'n und stehen, da nimm mich mit.

In dein Erbarmen hülle mein schwaches Herz
und mach es gänzlich stille in Freud und Schmerz.
Lass ruhn zu deinen Füßen dein armes Kind:
Es will die Augen schließen und glauben blind.

Wenn ich auch gleich nichts fühle von deiner Macht,
du führst mich doch zum Ziele auch durch die Nacht:
So nimm denn meine Hände und führe mich
bis an mein selig Ende und ewiglich!

Julie Hausmann

Evangelisches Gesangbuch 376

»... meine Kraft ist in den Schwachen mächtig«[25] Eine Begegnung mit Frau Sch.

Es war in der Adventszeit, als ich zu Frau Sch. gebeten wurde. Sie befand sich im Krankheitsstadium III (Sich wiederholende Bewegungen) nach Feil.[26]

Ich traf sie in ihrem Zimmer vor dem Fernseher im Rollstuhl sitzend an. Man hatte mir erzählt, die Angehörigen bestünden darauf, Frau Sch. jeden Tag vor den Fernseher zu setzen, denn sie waren überzeugt, dass dies dem Bedürfnis der alten Frau entspräche. Frau Sch. schrie den ganzen Tag: »Hilfe ... Hilfe ... Hallo ... Hallo ...!« Sie saß zusammengesackt im Rollstuhl.

Ich begab mich in Augenhöhe zu dieser Frau, begrüßte sie und sah, dass sie sich über meinen Besuch freute. Sie zeigte dies mit Worten: »Mei ..., mei ...«, einem hoffnungsvollen Blick und einem erleichterten Gesichtsausdruck. Den Blickkontakt hielt sie das ganze Gespräch hindurch.

Ich berührte sie gleich bei der Begrüßung am Oberarm und verstärkte auf ihren Ausdruck hin mein Berührungsangebot, indem ich zusätzlich meine andere Hand auf ihre geschlossenen Hände legte. Sie nahm sofort meine Hand in ihre Hände, so als wäre ich ihre Rettung.

Ich fragte sie voll innerer Wärme: »Wie geht es Ihnen ...?«

Sie, ohne Tränen weinend: »Nicht gut ...«

Es gingen immer wieder Zuckungen durch ihr Gesicht, wie wenn ihr plötzlich etwas in den Körper einschießt. Deshalb nahm ich sofort an, dass sie auch Schmerzen hatte, und sagte mitfühlend: »Ja, ich sehe, dass Sie leiden.« Dabei kreiste ich mit einer Hand sanft über ihren Rücken. (Diese Berührung hat nichts mit Streicheln oder Trösten-Wollen zu tun, sondern mit der Verstärkung meiner Präsenz auch auf einer körperlichen Ebene.)

Sie: »Ja, da tut es so weh«, und deutete auf ihren rechten Oberschenkel.

Ich, verständnisvoll: »Ja, da brauchen Sie Hilfe, damit es nicht mehr so wehtut.«

Sie: »Jaaa.«

Ich versprach ihr: »Ich werde mich darum kümmern.« (Was ich nach dieser Begegnung auch eindringlich, in dem mir möglichen Rahmen tat.)

Sie dankte mir sofort mehrmals und erklärte mir dann: »Ich wollte immer alles richtig machen ...«

Ich, wertschätzend: »Ja, das glaube ich Ihnen sofort, … dass Sie alles richtig machen wollten.«

Sie weiter: »Ich habe für meine Mutter alles getan ..., ich war immer fleißig ..., habe immer nur gearbeitet, damit alles recht ist ...«, und sah mich dabei flehentlich bittend an.

Ich wiederholte wertschätzend: »Sie waren eine sehr fleißige Frau ..., damit alles recht ist ... und jeder zufrieden ist.«

Sie, mehrmals dabei nickend: »Jaa, jaa.«

Ich: »Ihre Mutter konnte sich immer auf Sie verlassen ...!«

Sie, wie erleichtert darüber, endlich erkannt zu werden: »Danke, danke ..., Sie sind so eine Gute und so nett zu mir …, danke für alles.«

Ich, dankend anerkennend: »Sie sind auch eine Gute, das merke ich!«

Sie lächelte mich an und drückte dankbar meine Hand.

Ich wollte mit einem Lied einen Raum öffnen, sodass

Frau Sch. die Möglichkeit hätte, sich mit etwas verbunden zu fühlen, das über die jetzige Situation hinausgeht.

Deshalb sagte ich: »Wir haben Adventszeit ..., darf ich für Sie ›Oh du fröhliche, oh du selige‹ singen?«

Ihre Augen leuchteten, und so fing ich an zu singen. Sie sang gleich mit, und während des Singens hielt sie sich mit ihrem Blick an mir fest, so als würde sie den Text von meinen Augen ablesen. Sie sang aus vollem Leibe, mit zurückgeworfenem Kopf.

Ich bemerkte, dass sie zeitweise im Text nicht weiterwusste, er ihr jedoch in dem Moment, in dem sie das Wort von mir hörte, vermutlich wieder einfiel oder vertraut war.

Sogleich nach dem Singen küsste sie mir mehrmals die Hände mit einer tiefen Dankbarkeit und Hingabe. Ich dankte ihr auch von Herzen und sagte ihr: »Es war wunderbar für mich, mit Ihnen zu singen!«

Frau Sch. strahlte mich beim Abschiednehmen an und sagte ergriffen: »Sie sind mein Engel ...«

Der Engel

welcher engel wird uns sagen
dass das leben weitergeht
welcher engel wird wohl kommen
der den stein vom grabe hebt

wirst du für mich
werd ich für dich
der engel sein

welcher engel wird uns zeigen
wie das leben zu bestehn
welcher engel schenkt uns augen
die im keim die frucht schon sehn

wirst du für mich
werd ich für dich
der engel sein

welcher engel öffnet ohren
die geheimnisse verstehn
welcher engel leiht uns flügel
unsern himmel einzusehen

wirst du für mich
werd ich für dich
der engel sein

Wilhelm Willms

Beschämt ließ ich mir die Hände küssen

Als ich Frau Sch. schreiend in ihrem Rollstuhl vor dem Fernseher sitzend sah und bei der Begrüßung ihrem hoffnungsvollen Blick begegnete, hatte sie mich erbarmt. Hilflos und schutzlos kam sie mir vor. Häufig erlebe ich Menschen mit Demenz wie »Herzensöffner« für mich selbst.

Die Tatsache, dass Frau Sch. auch noch körperliche Schmerzen hatte, löste spontan die unterschiedlichsten Gefühle in mir aus. Ich fühlte mich alarmiert, besorgt, bedrückt, wütend und traurig. Aber auch entschlossen, hoffnungsvoll, zärtlich und zuversichtlich.

Durch den intensiven Blickkontakt mit Frau Sch. erlebte ich das gemeinsame Singen mit ihr sehr verbindend. Auch etwas Frohes und Leichtes war für mich zwischen uns spürbar.

Es beschämte mich fast, mit welcher Hingabe Frau Sch. mir zum Dank die Hände küsste: Es war nicht leicht, dies wirklich anzunehmen und zu würdigen. Am liebsten hätte ich ihr aus Dankbarkeit und Ergriffenheit ebenso die Hände geküsst, wozu ich in diesem Moment jedoch nicht den Mut hatte. Innerlich jedoch tat ich es. Gleichzeitig wollte ich keinesfalls durch eine Aktivität meinerseits die Dichte und Tiefe dieses Augenblicks schwächen.

Sie wollte ein guter Mensch sein

Ich hatte den Eindruck, in der von Frau Sch. empfundenen Not wurde ich für sie zum Hoffnungsträger. Erstaunt war ich über die klare verbale Schmerzäußerung und darüber, dass sie ihren körperlichen Schmerz auch lokalisieren konnte. Schmerz wird meist von den Betroffenen auf vier Ebenen wahrgenommen beziehungsweise erlebt: der körperlichen, der sozialen, der seelischen und der spirituellen Ebene.[27]

Ebenso war ich verblüfft über die sprachliche Ausdrucksfähigkeit von Frau Sch. Was sie über sich sagte, klang zwar streckenweise wie eine Rechtfertigung. Ich aber habe dabei vor allem die Absicht von Frau Sch. wahrgenommen, dass sie in ihrem Leben ein »guter Mensch« sein wollte. Ich erfahre übrigens auffallend häufig bei meinen Besuchen, dass Menschen mit Demenz ausdrücklich äußern, wie und dass sie in ihrem Leben »gut« sein wollten.

Mir ist es sehr wichtig, dieses oft verborgene lebenslange Streben, wie Menschen sein wollten und wollen, ausdrücklich zu würdigen. Gerade Menschen mit Demenz brauchen das oftmals in besonderem Maße.

Offensichtlich nehmen sie wahr, dass sie nur noch begrenzt auf ihr Leben Einfluss nehmen können. Dies bewirkt großen Schmerz und kann existenzielle Ängste auslösen. Konkret auf das Verhalten von Frau Sch. bezogen, hatte ich den Eindruck, sie möchte mit ihren Worten etwas richtigstellen, sozusagen ins »rechte Licht rücken«. Sie reagierte sichtlich erleichtert auf meine Würdigung, denn sie richtete sich auf in ihrem Rollstuhl und sah mich dankbar an.

Weil Frau Sch. nicht nur ihren körperlichen, sondern auch ihren psychischen und sozialen Schmerz mitteilte, konnten anerkennende Worte und ein religiöses Lied – ähnlich wie ein Gebet – entlastend und tröstend wirken. Ich wählte bewusst das Weihnachtslied »Oh du fröhliche«, weil es darin heißt: »Gnaden bringende … Zeit«. Diese die Zuversicht und Milde fördernden Worte, in denen von der Gnade Gottes die Rede ist, wollte ich in die Begegnung einfließen lassen. Und sie haben Frau Sch. offensichtlich erreicht.

Monika Binner schreibt: »Musik kann Herz und Sinne für das Religiöse im Menschen öffnen. In jedem ist ein religiöses Bedürfnis angelegt, wie es auch immer aussehen mag. Es ist nachgewiesen, dass die Ausrichtung auf ein transzendentes Wesen, dass Gebete und religiöse Rituale schmerzlindernd, tröstend, mit der Krankheit versöhnend und persönlichkeitsstabilisierend wirken können.«[28] Natürlich ist damit im Falle von Frau Sch. nicht ausreichend reagiert. Ein solches Angebot kann nur Bestandteil einer umfassenden Schmerztherapie sein.

Ich glaube nicht, dass diese Frau früher fremden Menschen die Hände geküsst hatte. In ihrer jetzigen Lebenssituation mit Demenz zeigte sie genau das, was in ihr war, und dadurch beschenkte sie mich in wunderbarer Weise. Ich erfuhr unmittelbar die Wahrheit der Worte: »… meine Kraft ist in den Schwachen mächtig.« Auch in anderen Begegnungen mit Menschen mit Demenz habe ich dies erlebt und schon von anderen Begleitern gehört, dass mir beziehungsweise ihnen aus dem Gefühl einer tiefen Dankbarkeit die Hände geküsst wurden.

Eine andere Person, die sich zufällig in diesem Raum etwas abseits aufhielt, konnte meinen Besuch bei Frau Sch. miterleben. Sie war zu Tränen bewegt von dieser tiefen und liebevollen Begegnung und meinte, so hätte sie Frau Sch. noch nie erlebt. Eine völlig neue Dimension hätte sich für sie aufgetan.

Wenn ich in einem Seminar von dieser Begegnung erzähle, haben die Zuhörenden oft Tränen in den Augen. Vielleicht findet sich jeder ein Stück weit wieder in dem Bestreben, ein guter Mensch sein zu wollen. Oder er findet sich in den Zweifeln wieder, ein solcher zu sein, oder in der Anstrengung, sich deshalb stets vor sich selbst rechtfertigen zu müssen.

Schmerzen erkennen und anerkennen

Angehörige – und auch Pflegepersonen – glauben nicht selten, dass Menschen mit Demenz vor den Fernseher gesetzt werden sollten. Hierzu besteht aus meiner Sicht Aufklärungsbedarf. Damit dieses Angebot sinnvoll angewendet werden kann, ist einerseits zu erfragen, welche Sendungen dem alten Menschen etwas bedeuten, und andererseits gilt es zunächst zu reflektieren, in welcher Weise diese Angebote von der erkrankten Person aufgenommen werden. Auch früher gern gesehene Sendungen können heute bei der gleichen Person völlig anders ankommen, weil sie jetzt an Demenz erkrankt ist. Die Informationen über Bild und Ton können überfordernd und irritierend wirken, sogar Wahnvorstellungen, Ängste (auch frühere) und Gefühle der Wut oder Hilflosigkeit auslösen. Der zunehmende Verlust des kognitiven Unterscheidungsvermögens und der Fähigkeit, Impulse zu verarbeiten, erschwert oder verunmöglicht dem Menschen mit Demenz unter Umständen ein adäquates Umgehen mit den Eindrücken einer Fernsehsendung. Deshalb sollte ein Fernsehangebot nur kurzzeitig und in einer Weise geschehen, in der diese Faktoren bedacht wurden.

Es ist für mich persönlich sehr wichtig, dass ich meine Beobachtungen und die Informationen, die ich durch die Begegnung mit dem alten Menschen erhalten habe, an die verantwortlichen Betreuungspersonen weitergebe. Insbesondere gilt das für meine Wahrnehmung möglicher Schmerzindikatoren. Nur dann habe ich auch wirklich die Gewissheit, alles mir zur Verfügung Stehende für diesen Menschen eingesetzt zu haben.

Die medikamentöse Schmerztherapie bei Frau Sch. stellte sich als sehr schwierig dar, so hatte man mir mitgeteilt, weil die Zusammenarbeit der Pflegepersonen mit den Angehörigen aufgrund deren negativer klinischer Erfahrungen erschwert war. Es gibt jedoch viele Möglichkeiten, um auf körperliche Schmerzen therapeutisch zu reagieren. Nicht nur mit einer medikamentösen, sondern auch mit einer nichtmedikamentösen Therapie, zum Beispiel mit entspannenden Ausstreichungen, Wärmewickeln, ätherischen Ölen und so weiter.

Für Menschen mit Demenz ist es *von existenzieller Bedeutung*, dass die persönlichen und professionellen Betreuungspersonen ihre Schmerzen erkennen, anerkennen und alles in ihrer Macht Stehende tun, um diese zu lindern.

»Misslingt die Kommunikation, bleiben Schmerzen, Wünsche und Bedürfnisse unerkannt. Kommunikation ist die einzige Brücke vom Ich zum Du. Ist diese

Brücke unpassierbar, bleibt der Demente allein auf seiner Seite zurück. Hilflosigkeit, Verlassenheit und Verzweiflung drängen ihn in die innere Emigration. Verloren, ausgeschlossen aus der Gemeinschaft anderer Menschen, zieht er sich immer mehr zurück, hört auf zu sprechen, verliert noch vorhandene Fähigkeiten, reagiert immer weniger auf Ansprache und Berührung, verweigert nicht selten die Nahrungsaufnahme, erhält möglicherweise eine PEG- Sonde und vegetiert unter Umständen von da an ›gut gepflegt‹ seinem Lebensende entgegen.

Dieser Prozess darf nicht unkritisch als schicksalhaft zur Kenntnis genommen werden. Es zeigt sich immer wieder, dass auch Menschen, deren Demenz zuvor scheinbar unaufhaltsam fortschritt, durch gelingende Kommunikation und kompetente ganzheitliche Betreuung wieder ein Stück weit in Leben und Gemeinschaft zurückverlockt werden können.«[29]

In den häufigsten Fällen ist eine nicht ausreichende medikamentöse Schmerztherapie die Folge von fehlender Wahrnehmung möglicher Schmerzanzeichen oder Störungen auf der Kommunikationsebene zwischen allen Beteiligten.

Eine möglichst optimale Schmerztherapie stellt eine große Herausforderung für alle betreuenden und begleitenden Personen dar. Verhaltensweisen von Menschen mit Demenz auch als Schmerzanzeichen zu deuten, ernst zu nehmen und zu behandeln erfordert viel fachliche Kompetenz auf verschiedenen Ebenen. Allem Fachwissen jedoch geht die Achtung vor den Menschen mit Demenz und die Wertschätzung für sie voran.

O du fröhliche, o du selige,
gnadenbringende Weihnachtszeit!
Welt ging verloren, Christ ist geboren:
Freue, freue dich, o Christenheit!

O du fröhliche, o du selige,
gnadenbringende Weihnachtszeit!
Christ ist erschienen, uns zu versühnen:
Freue, freue dich, o Christenheit!

O du fröhliche, o du selige,
gnadenbringende Weihnachtszeit!
Himmlische Heere jauchzen dir Ehre:
Freue, freue dich, o Christenheit!

Johannes Daniel Falk, Heinrich Holzschuher
Evangelisches Gesangbuch 44

»Die innere Anbindung wieder spüren« Eine Begegnung mit Herrn M.

Herr M. hatte die ärztliche Diagnose »Paranoide Schizophrenie, senile Demenz und Depression«. Er saß im Flur und lachte beinahe unentwegt laut vor sich hin, als hätte er einen Lachkrampf. Er sprach, seitdem er hier war – seit wenigen Wochen –, nur ein paar Worte, erzählte man mir. Meist lachte er nur, so wie zu diesem Zeitpunkt.

Als ich Herrn M. sah, nahm ich wahr, dass er sehr aufmerksam, mit wachem Blick umhersah. Zwischendurch, wenn er nicht lachte, las er die Worte laut vor, die neben den Türen im Flur geschrieben standen.

Ich ging zu ihm, begrüßte ihn mit seinem ganzen Namen und beugte mich dabei zu ihm herab – wie ich das immer tue –, sodass wir auf gleicher Augenhöhe waren. Er sah mich sofort freundlich und offen an und antwortete mit seinem lauten Lachen.

Ich setzte mich und fragte ihn danach, wie es ihm ginge, und er drehte daraufhin seine Hände mehrmals in der Luft und lachte laut dabei.

Ich sagte: »Aha ..., mal so und mal so ..., so lala ...«, und machte dabei seine Handbewegungen nach.

Er reagierte bestätigend, indem er noch lauter lachte und zustimmend mit dem Kopf nickte.

Ich, empathisch: »Ja, so ist es im Leben ..., es schwankt einfach ..., mal ist es so und mal so ...«

Herr M. hielt den Blickkontakt und lachte dabei. Ich hörte aus seinem Lachen auch ein Weinen – besonders wenn er immer lauter lachte –, und in seinem Gesichtsausdruck nahm ich auch Traurigkeit wahr, bis hin zu einem verzweifelten Suchen in seinem Augenausdruck.

So legte ich eine Hand vorsichtig auf seinen oberen Rücken und verstärkte damit meine Präsenz ihm gegenüber.

Dann schaute er die ihm am Tisch gegenübersitzende Frau aufmerksam an, so, als wolle er auch zu ihr etwas sagen. Ich griff diese Situation auf und bezog diese Frau (die an Demenz erkrankt war) gleich mit ein, weil auch sie Herrn M. ansah.

Ich lachte sie an und sagte: »Ja, Sie sind Frau P., ... mit wunderschönen blauen Augen.« Sie lächelte mit strahlenden Augen zurück, stand dann auf, ging ein paar Schritte weg und kam gleich wieder. Sie ist eine Person mit Demenz, die ständig in Bewegung ist. Sie kommt, setzt sich ein paar Minuten, steht wieder auf und geht, kommt, setzt sich wieder und so weiter.

Herr M. faltete und löste mehrmals seine Hände, während ich bei ihm saß. Die Finger waren dabei ineinander verschränkt. Für mich sah diese Haltung wie eine Gebetsgebärde aus. Deshalb legte ich sanft meine freie Hand auf seine gefalteten Hände und sagte dabei einfühlsam: »Herr M., Ihre Hände sehen aus, als würden Sie beten.«

Er öffnete sofort die Hände (ich nahm meine Hand zurück) und legte die Handflächen aneinander zu einer anderen Gebetsgebärde. Dann ging er mit dem Oberkörper vom Tisch zurück, neigte den Kopf nach hinten und blickte nach oben.

Dabei sagte er eindringlich, fast flehend: »Komm herab zu uns!«, ging dann mit dem Oberkörper wieder nach vorne und schloss währenddessen seine Augen.

Ich faltete daraufhin auch meine Hände so wie er und sagte langsam: »Wie im Himmel … so auf Erden.«

Sofort betete er fließend weiter und wir sprachen gemeinsam das ganze Vaterunser bis zum Ende. Währenddessen neigte er seitlich seinen Kopf zu mir, bis sich unsere Schläfen berührten.

Herr M. konnte in diesem Moment ganz klar sprechen, ohne dabei zu lachen. Wir saßen noch eine Zeit lang, ich weiß nicht wie lange, in dieser Gebetsgebärde und Schläfe an Schläfe ganz still beieinander.

Dann löste ich meine Gebetshaltung auf, berührte mit einer Hand noch einmal seinen Rücken und strich in großen Kreisen langsam und sanft darüber. Er hatte seine Augen geöffnet, lehnte sich dabei nach vorne, sodass ich auch seinen unteren Rückenbereich berühren konnte.

Ich fragte vorsichtig: »Herr M., wie geht es Ihnen denn jetzt?«

Daraufhin sagte er ganz klar: »Gut!« Seine Hände hielt er immer noch gefaltet, wie beim Beten.

Ich beendete das Kreisen auf seinem Rücken und hielt meine Hand still. Dann verabschiedete ich mich von ihm, mit einem guten Wunsch, einem Abschiedsgruß und mit einem leichten Druck meiner Hand auf seinem Rücken.

Herr M. blieb mindestens noch anderthalb Stunden ganz in Ruhe in dieser betenden Haltung am Tisch. Die Pflegepersonen konnten kaum glauben, wie verändert Herr M. dort saß, und sie bemerkten auch am Verhalten der Mitbewohner, dass sich seine entspannte Haltung auf sie übertrug. So hatten sie ihn noch nie erlebt.

Wir sind gleichermaßen verletzbare Wesen

Ich war sehr gespannt darauf, wie sich die Begegnung mit Herrn M. mit der Mehrfachdiagnose entwickeln würde, da ich bisher ausschließlich an Demenz erkrankten Menschen in der hier beschriebenen Weise begegnet war. Deshalb war es für mich auch diesbezüglich eine wichtige Erfahrung. Ich merkte, dass ich erleichtert war, als ich Herrn M. mit meinen Worten und meiner Berührung erreichte.

In der Situation, in der wir gemeinsam das Gebet sprachen, berührte mich besonders der Moment, als er seinen Kopf während des Betens zu mir neigte und sich unsere Schläfen berührten. In diesem Augenblick spürte ich die Verbindung zu ihm auf einer tieferen Ebene. Die äußere Trennung – er alt und krank und ich jung und gesund – hob sich auf. Ich empfand uns beide dabei als gleichermaßen verletzbare Wesen.

Als wir dann nach dem Beten schweigend dasaßen, ich nachspürend und sehr gegenwärtig, hatte ich das Gefühl des Aufgehobenseins und der Zugehörigkeit in der Welt.

Die Traurigkeit im Lachen hören

Da mir Herr M. bei der Begrüßung mit einem offenen und freundlichen Gesichtsausdruck begegnete, fragte ich ihn nicht ausdrücklich danach, ob ich mich auf den leeren Stuhl neben ihn setzen dürfe. Ich interpretierte seine Reaktion auf mich als Einladung dazu.

Zunächst wusste ich nicht, was er mir mit seinem Lachen mitteilte, so orientierte ich mich in erster Linie an seiner Handbewegung. Ich überlegte kurz, womit ich diese Bewegung in Verbindung bringe, um für ihn möglichst die richtigen Worte darauf zu finden.

Ich bewegte meine Hände ebenso, ein versetztes körpersprachliches Spiegeln, und deutete diese Geste als Ausdruck von: »so lala«. Dabei blieb ich bewusst sehr allgemein, um mich und ihn damit nicht festzulegen. Es handelte sich ja nur um eine Deutung meinerseits.

Ich hörte aus seinem Lachen auch ein Weinen und eine Traurigkeit und reagierte deshalb darauf mit einer sanften Berührung. Diese Reaktion von mir wäre bei einer fröhlichen Befindlichkeit nicht stimmig gewesen. Darum fand ich es wichtig, zunächst durch das vorrangig wahrnehmbare Verhalten von Herrn M. *hindurch* zu hören, sehen und spüren. Denn es ging mir darum, ihm in seiner möglichen *inneren* Not zu begegnen und darauf zu reagieren.

Das Lachen von Herrn M. spiegelte ich nur mäßig mit meiner Mimik, nicht mit Tönen, weil ich es in diesem Moment ausreichend fand, um den entstandenen intensiven Kontakt aufrechtzuerhalten.

Ich sprach Frau P. an, weil seine Aufmerksamkeit zu ihr wanderte und sie ebenso aufmerksam zu uns schaute. Sie konnte sich durch meine Anrede mit einbezogen fühlen und war somit nicht ausgegrenzt. Obwohl Frau P. dann aufstand und kurz wegging, nachdem ich sie angesprochen hatte, war ich nicht irritiert oder darin verunsichert, sie angesprochen zu haben. Denn ich nahm das Strahlen ihrer Augen auf mein Kontaktangebot hin wahr. Das Gefühl des Alleinseins und Ausgegrenztseins kann sich schnell einstellen, wenn andere Menschen Besuch haben. So können wenige herzliche Worte wie Balsam sein und die Person kann sich wahrgenommen und gemeint fühlen.

Ich versuchte nicht, die Aufmerksamkeit von Herrn M. zu steuern. Er konzentrierte sich wieder ganz von selbst auf den Kontakt zu mir. Ich hätte mich selbst als manipulierend und einschränkend erlebt, wenn ich versucht hätte, seine Aufmerksamkeit von Frau P. wegzulenken.

Seine aufrechte Körperhaltung und seine gefalteten Hände drückten für mich auch eine Gebetshaltung aus. (Danach sagte man mir, er sei sehr religiös, Zeuge Jehovas – ist das wichtig?) Zwar bedeutet es noch lange nicht, dass jemand betet, wenn er seine Hände so gefaltet hält. Genauso kann man seine Hände einfach in den Schoß legen. Dennoch wagte ich, diese Deutung ihm gegenüber auszusprechen. Auch, um zu einem Gespräch einzuladen.

Dabei legte ich sanft meine Hand auf seine gefalteten Hände, um seine Aufmerksamkeit auf seine eigenen Hände zu lenken und damit auch sein Bewusstsein darüber, was er im Moment tat, zu unterstützen. Ich wusste nicht, ob seine Haltung zu Anfang Ausdruck einer Gebetsgebärde war, denn er faltete seine Hände noch einmal anders, als ich ihn darauf ansprach.

Seine Worte »Komm herab zu uns« verstand ich als ein laut gesprochenes Gebet. An der Art und Weise, wie er zunächst schaute und dann seine Augen schloss, nahm ich eine innere Sammlung bei ihm wahr. Dadurch, dass er dabei nach oben schaute – gen Himmel –, kam mir der Impuls zu sprechen: »Wie im Himmel so auf Erden.«

Weil Herr M. sofort weiterbetete, nahm ich an, mit meinem Impuls genau sein Bedürfnis in diesem Augenblick aufgegriffen zu haben. Das Lachmuster war außer Kraft gesetzt: Er konnte sich anders ausdrücken, und er hatte das Bedürfnis, sich mitzuteilen. Vorher in der Sprache eines verzweifelten Lachens, nun aber in der Sprache eines Gebetes in vollkommener Präsenz.

Dass Herr M. seinen Kopf an meinen Kopf legte, deute ich als Ausdruck seiner Dankbarkeit, des Gefühls der

Verbundenheit zu mir und des Bedürfnisses nach menschlicher Nähe. In der anschließenden Stille nahm ich Herrn M. mit einer entspannten Körperhaltung und Atmung wahr und nehme deshalb an, dass er sich wohlgefühlt hat.

Die Verbindung zwischen Herrn M. und mir wurde für mich besonders nach dem gemeinsamen Beten spürbar. Ich berührte ihn wiederholt am Rücken, weil er noch immer an mich gelehnt war. So antwortete ich auf sein Bedürfnis nach menschlicher Nähe.

Der Grund, weshalb er noch so lange ruhig und entspannt dasaß, liegt aus meiner Sicht darin, dass ihm durch diese Begegnung und auch durch das Gebet eine Kraft zugänglich wurde, von der er abgeschnitten gewesen war. Das krampfhafte Schmerz-Lachen verstummte. Er konnte innerlich ruhig werden. Er war wieder »angeschlossen« an die Quelle in sich selbst. Herr M. strahlte nun eine Ruhe aus, die sich wiederum auf andere Mitbewohner übertrug.

An dieser Stelle möchte ich eine Hypothese von Sandrana Nusselein einfließen lassen, denn dieser Ansatz bietet für mich eine mögliche nachvollziehbare Erklärung dafür, wie ich mich und die Menschen mit Demenz in den gemeinsamen Begegnungen erfahre: »Wenn wir Ordnungsklänge herstellen, wenn wir durch Gebete, durch Wiederholungsgebete, uns *(wirklich von tief innen her)* auf eine klare Weisheitsenergie ausrichten, auf Gott ausrichten, dann bilden wir mit *(Hilfe)* dieser Energie *(positiv)* geprägte Hilfskräfte.«[30]

Ich kenne es von mir selbst, wie sich mein Befinden – gerade bei Aufregung und Unruhe – verändert, wenn ich ins Gebet gehe. Wie ein Wunder erscheint mir oftmals diese Veränderung in mir. Obwohl ich dieses »Wunder« schon so oft erlebt habe, erstaunt es mich immer wieder. Ich merke, dass ich in einer besonderen

Weise zu mir selbst finde. Vieles an aufregenden Gefühlen oder alles an Unruhe in mir legt sich, ordnet sich, löst sich auf.

Gebete können innerlich stabilisieren und ordnen

In meinen Begegnungen nehme ich Menschen mit Demenz in folgender Weise wahr: Sie werden beim Sprechen oder Singen eines Gebetes oder religiösen Liedes sofort ruhiger, ihr Körper entspannt sich (entspannterer Muskeltonus), ihre Atmung normalisiert sich und ihr Augenausdruck wird meist klarer oder sie schließen dabei die Augen. Ihr Gesichtsausdruck verändert sich oftmals so, dass sich die Gesichtszüge entspannen bis hin zu einem andächtigen, gesammelten Ausdruck. Meist wird dies unterstützt durch eine Gebetsgebärde mit den Händen, die sie ohne Aufforderung von außen machen. Häufig bleiben sie von sich aus, über den Zeitrahmen der Begegnung hinaus, in dieser Gebetsgebärde und in der veränderten körperlichen Ausdrucksweise.

Das Rufen, Schreien, Tönen, Klopfen und so weiter hört in der Begegnung auf, sie bewegen ihre Lippen mit dem Text oder sprechen und singen klar und hörbar mit. Sie bleiben meist über diese Begegnung hinaus in einem Schweigen, das durch den Kontakt eingeleitet wurde.

Was da in den Menschen mit Demenz passiert, kann ich in den aufgeführten Beispielen meinerseits nur deuten. Aus meiner Sicht stabilisieren und ordnen sich die Menschen – auch die mit Demenz – in diesem Moment durch den echten Kontakt und das Angebot einer hilfreichen Gedankenform wie Gebet oder Lied.

Dies geschieht nicht im Sinne eines gedanklichen Sortierungsprozesses, sondern im Sinne einer anderen Erfahrung über sich selbst – in diesem Augenblick. Und dadurch entsteht unmittelbar ein neues Gefühl zu sich selbst – vielleicht damit vergleichbar, wenn wir sagen: »Ich fühle mich gut bei mir« oder »Ich fühle mich ganz aufgeräumt«. (Was benennen wir damit?)

Dieser Zustand hält bei Menschen mit Demenz vermutlich nur kurze Zeit an, weil sie meines Wissens und meiner Erfahrung nach nicht willentlich in einem angenehmen Gefühl bleiben können, das heißt, es nicht halten können. Dies ist selbst für Menschen ohne Demenz schwierig.

Ich kann mir vorstellen, dass das Gebet noch wirkt, auch wenn das Gefühl nicht gehalten werden kann. Die Wirkkraft eines Gebetes ist meiner Ansicht nach nicht vom körperlichen Zustand eines Menschen abhängig.

Ein Teil dieses Stabilisierens und Ordnens geschieht, so glaube ich, durch die Begegnung und der andere Teil durch das Beten eines Gebets oder Singen eines religiösen Liedes. Laut Sandrana Nusselein rufen wir durch Gebete und religiöse Gesänge Ordnungskräfte an und schwingen diese über das Scheitel-Chakra in unseren Körper ein. Das bedeutet, wenn ich mit Menschen mit Demenz religiöse Lieder singe oder ein Gebet spreche, geschieht dieser Vorgang bei uns *beiden*.

Ich bin überzeugt davon, dass die Ordnungskräfte von jedem Menschen in jeder Situation gerufen werden können, wenn dieser selbst sich dazu in der Lage fühlt. Das trifft auf Menschen mit Demenz sicher nicht immer zu, obwohl ich häufig von Pflegepersonen höre, dass Menschen mit schwerer Demenz betend im Bett liegen. Die Begleitenden können dies wahrnehmen, wenn sie das Zimmer betreten. Ich bin mir sicher, dass auch die Menschen mit Demenz beten, die sich verbal nicht mehr äußern können. Vielleicht beten sie ohne Worte, mehr durch ein schweigendes Sein oder eine besondere Präsenz.

Darüber hinaus mache ich die Erfahrung, dass Menschen mit Demenz auf entsprechende Impulse von außen angewiesen und in jedem Fall sehr offen und sensibel dafür sind. Dies zeigt mir, dass der Religiosität und Spiritualität von Menschen mit Demenz eine große Bedeutung und Wichtigkeit zugemessen werden sollte.

Es stellt eine Herausforderung an mich als Begleiterin dar, den Menschen solche Angebote zu machen – natürlich nur in der ihnen vertrauten und von ihnen gewollten Form und Häufigkeit. Dadurch könnte sich die Lebensqualität dieser Menschen erheblich verbessern. Das heißt jedoch nicht, dass diese Angebote allein genügen würden, um Menschen mit Demenz zu stabilisieren oder gar die Demenz zu »heilen«.

Unser Vater, himmlischer Du
Was Du bist, das gelte
Was Du wirkst, das komme
Was Du willst, geschehe
Unser tägliches Brot gib uns heute
Und steh uns bei in unseren alltäglichen Sorgen,
Denn Du kennst uns.
Noch weit mehr als vom Brot leben wir
Von der Vergebung
Vergib uns, Vater, unsre Schuld, und
Lehre uns, uns selber zu vergeben
Schenk uns den Glauben, dass Du uns vergibst
Schenk uns den Glauben an uns selbst

Lass uns nie vergessen, wie sehr wir einander
brauchen
Wir brauchen die gegenseitige Vergebung
Entreiße uns der Mutlosigkeit und der lähmenden
Angst
Bewahre uns vor der Verzweiflung
In der wir uns selbst zur Qual werden
Dass wir uns selbst mitnehmen und wir es selbst sind
Wenn wir hintreten vor Dich

Eugen Drewermann

4 Anregungen für spirituelle und religiöse Angebote im Alltag

Jede für den Menschen mit Demenz stimmige Form der Unterstützung im religiösen und spirituellen Bereich drückt auch die Wertschätzung für dessen Glauben aus. Die Frage ist: Wie können wir andere Menschen in ihrem Glauben unterstützen, auch wenn es nicht unser eigener Glaube ist. Und daran schließt sich gleich die nächste Frage an: Gehört dies überhaupt zur Aufgabe eines begleitenden Angehörigen, Bekannten oder zum Beispiel eines Pflegeberufes?

Meiner Erfahrung nach ist bei begleitenden Menschen sehr wohl eine innere Bereitschaft zu dieser Art von Unterstützung vorhanden. Aber sie sind häufig unsicher oder ratlos im Sprechen und Handeln auf dieser Ebene. Sie werden zu selten Zeugen solcher spiritueller Vorgänge, da diese sich meist in geschütztem Rahmen ereignen, in sehr persönlicher Begegnung. Wie sollen die Begleitenden nun Orientierung, Mut und mehr innere Sicherheit erlangen, um Menschen mit Demenz in deren religiösen beziehungsweise spirituellen Bedürfnissen zu unterstützen? Ich wünsche mir, dass meine Erfahrungsberichte und weiteren Ausführungen diesbezüglich eine Hilfe sein können.

Spirituelle und religiöse Angebote – für wen und wozu?

Das Anbieten von spirituellen und religiösen Elementen wie Gebeten und Ritualen darf niemals ein »Überstülpen« oder Aufdrängen sein. Deshalb ist es einerseits sehr wichtig, dass wir auch über die religiöse Orientierung eines Menschen mit Demenz biografische Informationen haben. Andererseits reicht es nicht immer aus, wenn wir uns nur nach der Konfession richten. Es ist möglich, dass diese Person belastende Erfahrungen damit verbindet und es nicht als hilfreich und »segensreich« erlebt, wenn sie ein religiöses Angebot aus ihrer Konfession erhält. Ebenso ist es möglich, einer Person ohne Konfession, aber mit tiefem Glauben zu begegnen, die für ein religiöses oder spirituelles Angebot offen und dankbar ist. Die angegebene Konfession ist letztlich nicht maßgebend.

Manche Menschen wechseln auch aus Überzeugung von einer Glaubensrichtung in eine andere. Ich begegne immer mehr Menschen, die sich zum Beispiel vom Christentum herkommend dem Buddhismus zugewendet haben. Bei Menschen mit Demenz habe ich diese Erfahrung bisher noch nicht gemacht.

Bei Menschen mit Demenz spielen häufig ganz frühe Kindheitserfahrungen im psycho-sozialen Bereich eine große Rolle. Sie benötigen von ihren Begleitern Akzeptanz, Wertschätzung und Mitgefühl für ihre früheren Verletzungen und Erfahrungen, die auch durch die Krankheit Demenz oft als *gegenwärtig* erlebt werden. (Auch ohne die Krankheit können wir frühere Verletzungen in der Gegenwart fühlen.)

Welche Anbindung wird nun aber im spirituellen

und religiösen Bereich als gegenwärtig erlebt? Vielleicht wechselt dies ja im Erleben des Menschen mit Demenz. Entscheidend aber ist das Antworten auf sein momentanes Erleben: auf die Anbindung, die er *im Augenblick* erlebt. Nur dies ist hilfreich. Wenn ein Mensch seine Religionsform gewechselt hat, muss das nicht heißen, dass er von der aufgegebenen Form traumatisiert wäre. (Das schreibe ich aus eigener Erfahrung.) Es ist genauso möglich, dass einzelne Gebete, Lieder oder Rituale der früheren Form diesen Menschen zutiefst bewegen, obwohl er sie nicht (mehr) praktizierte oder er sie jahrzehntelang verspottet hat. Es kann sogar sein, dass er selbst das herkömmlich Religiöse lästert und dennoch ist eine tiefe Sehnsucht nach Antwort da.

Für Menschen mit einer sehr fortgeschrittenen Demenz, die häufig auch bettlägerig sind, können Fragen wie »Möchten Sie, dass wir gemeinsam beten?« oder »Möchten Sie etwas singen?« überfordernd sein. Es ist naheliegend, dass sie diese Frage nicht verstehen, weil die Bedeutung der Worte gar nicht mehr ankommt. Oder sie kommen innerlich unter Druck, weil ihnen kein Text einfällt. Deshalb ist es schwierig, diese Bedürfnisse durch Fragen zu erfahren. Erst wenn ich mit dem Menschen in die Erfahrung gehe, kann ich wahrnehmen, ob mein Impuls in diesem Augenblick willkommen ist.

Dazu ein Beispiel aus meiner Anfangszeit in der Altenpflege: Frau R., die an einer fortgeschrittenen Demenz erkrankt war, fing abends, als ich sie zu Bett brachte, an »Großer Gott wir loben dich« zu singen. So wurde ich durch sie auf ihr religiöses Bedürfnis aufmerksam. Auch das gibt es, dass Menschen mit Demenz in bestimmten Situationen in der Lage sind, uns ihre Bedürfnisse klar in Worten auszudrücken. Seither hatte ich ihr immer, wenn ich sie abends ins Bett brachte, das gemeinsame Singen dieses Liedes angeboten. Ich nahm an ihrer entspannten Körperhaltung und ihrem gesammelten Gesichtsausdruck wahr, dass sie beim Singen zur Ruhe kam. Es wurde ein Ritual für uns beide. Auch aus dieser Erfahrung heraus kam ich zu der Überzeugung, wie wichtig und die Lebensqualität fördernd es ist, einfache Rituale anzubieten.

Ich höre oft Aussagen wie: »Frau A. war religiös.« Diese Frau ist zwar jetzt eine Frau mit Demenz, aber sie *ist* religiös. Wovon wird dieses »war« abgeleitet? Weil diese Frau von sich aus ihren Glauben nicht mehr praktizieren kann? Erfahrungsgemäß sind solche Worte einfach so hingesagte Annahmen.

Derartige Aussagen machen mich aber sehr betroffen. Denn sie haben Auswirkungen. Hinter ihnen verbirgt sich eine unbewusste Haltung: dass der Mensch mit Demenz nun kein vollkommener Mensch mehr ist, dem die Fähigkeit abgesprochen wird, sich innerlich mit der Kraft zu verbinden, die ihn vielleicht im Leben gestärkt hat. Auch wenn ihm die bewusste Verbindung zur »Mitte« entglitten ist – er hat sie, die Mitte, dennoch. Und er vermag sich mithilfe von außen auch wieder an sie rückzubinden und sich wieder als *ganz* zu erleben.

Ist es nicht naheliegend, dass sich Menschen mit Demenz von vornherein als »verloren« erleben, wenn ihnen gedankenlos die Fähigkeit abgesprochen wird, sich mit der Kraft zu verbinden, die sie gestärkt hat, sie durchs Leben getragen hat, durch die sie auch ihren Wert empfunden haben? Um welche Kraft es dabei geht, verdeutlichen etwa die Worte des Elektroingenieurs Charles Steinmetz: »Wie wir von der Geschichte her wissen, ist es vor allem die Kraft des Geistes, welche die Entwicklung der Menschheit vorantreibt (...) Dann werden die Wissenschaftler der Welt ihre Laboratorien für die Erforschung Gottes, für das Studium des Gebets und der geistigen Kräfte zur Verfügung stellen – ein Gebiet, mit dem sie sich bisher kaum befasst haben. Wenn dieser Tag kommt, wird die Welt in einer einzigen Generation größere Fortschritte machen als in den letzten vier.«[31]

Für uns Begleitende ist es also wesentlich, uns unserer Urteile und Haltungen immer mehr bewusst zu werden, damit wir Heilwerden nicht von vorneherein unbedacht verunmöglichen.

Rituale bieten eine Orientierungshilfe

Für den Menschen mit Demenz können angebotene Rituale zusätzlich eine Orientierungshilfe sein. Auf Tages- und Jahreszeit bezogene Rituale helfen den Menschen mit Demenz, sich darin zu orientieren, was als Nächstes geschieht oder in welcher Situation er sich gerade befindet. Dazu gehört es zum Beispiel, nach dem Morgengebet aufzustehen oder den Raum zu verlassen oder nach dem Tischgebet zu essen (was oftmals das selbstständige Essen ermöglicht, weil so die Situation erkannt werden kann). Das Abendgebet oder Nachtgebet gibt Orientierung über die Tageszeit beziehungsweise erlaubt, zur Ruhe kommen zu dürfen.

Der Jahreszeit entsprechende religiöse Lieder, Gebete und Rituale wie Weihnachtslieder und -gedichte, Lieder und Texte zur Karwoche und Osterzeit, Marienlieder zum Mai – etwa als Maiandacht – unterstützen erstens die Orientierung zu den Jahreszeiten und zweitens zu religiös bedeutsamen Abschnitten.

Rituale können das Erleben der Gemeinschaft fördern

Alle Gebete (wie zum Beispiel das Tischgebet, Gebete für Kranke und Verstorbene ...), die in der Gemeinschaft gebetet werden, alle Lieder (wie zum Beispiel »Großer Gott wir loben dich«, »So nimm denn meine Hände« ...), die in der Gemeinschaft gesungen werden, und alle anderen Rituale (wie zum Beispiel eine Kerze anzünden, den Segen empfangen, gemeinsames Schweigen zum Gedenken ...), die in der Gemeinschaft praktiziert werden, können unterschiedliche angenehme Gefühle hervorrufen und stärken.

Ein Erleben der Gemeinsamkeit, der Gleichheit, der Verbundenheit, der Zugehörigkeit, des Angenommenseins, des Aufgehobenseins, des Ergriffenseins, der Geborgenheit und so weiter kann für den Menschen mit Demenz daraus erwachsen.

Ein solches Ritual, einander die Hände zu reichen und zu halten, könnte ein wichtiger Bestandteil beim Singen oder Beten sein und das oben beschriebene Erleben noch verstärken. Auch Menschen, die in der Gemeinschaft nur still Anteil nehmen, können die Situation so erleben. Die Intensität und Qualität des Erlebens ist nicht von einer äußerlich aktiven Teilnahme abzuleiten.

Vielmehr gilt es, auf Anzeichen von Unbehagen und Überforderungserleben zu achten. Diese können etwa durch eine angespannte Körperhaltung, erhöhte Atemfrequenz, angespannte Körperbewegungen, einen ängstlichen, suchenden Blick, verbale Äußerungen, die auf unangenehme Gefühle und Erinnerungen hindeuten, und Ähnliches zum Ausdruck kommen. Wenn man solches wahrnimmt, wird es möglich, die Menschen mit Demenz von dort »abzuholen« und zum »Dazugehören« zu führen oder sie zu schützen, indem ihnen das Weggehen ermöglicht wird.

Wenn Menschen mit einer fortgeschrittenen Demenz zunehmend schutzlos werden, ist es umso wichtiger, bezüglich religiöser Impulse auf ihre Resonanz zu achten.

Das Ritual des Weihwasser-nehmens

Die katholischen Christen haben traditionell morgens und abends vom Weihwasser genommen und sich bekreuzigt, um den Segen und den Schutz Gottes zu erbitten. Häufig taten sie das auch, bevor sie das Haus verlassen haben. (Es ist mir aus meiner Kindheit vertraut.) Manche Menschen verbindet dieses Ritual sofort mit der Christuskraft.

Mir sagte jemand, der sich allgemein mit Schutzsymbolen beschäftigte, das Kreuzzeichen sei ein altes Schutzsymbol. In der heute gängigen Sprache würde man sagen, man macht es, um sich damit vor negativen Energien zu schützen.

Viele Menschen mit Demenz, die ich begleitet habe, sind katholisch gläubig. Aus meiner Sicht wäre für sie das Angebot dieses ihnen sehr vertrauten Rituals von großer Bedeutung und Unterstützung. Oftmals wäre allein schon die Einladung zu einem Kreuzzeichen (auch ohne Weihwasser), mit dem ihnen vertrauten Text morgens und abends gesprochen, ein existenzieller Impuls. Auch das Weihwasser angeboten zu bekommen, kann den Impuls geben, ein Kreuzzeichen machen zu wollen und zu können.

Dieses Ritual könnte das Morgen- und Abend»gebet« sein oder als Abschluss eines Gebetes oder Liedes vollzogen werden. Es wird folgendermaßen vollzogen:

Man taucht die Finger in geweihtes Wasser und macht mit ihnen das Kreuzzeichen, indem die Stirn, der Solarplexusbereich und der Körper links und rechts über der Brust berührt werden. (In anderen Glaubensrichtungen, zum Beispiel der griechisch-orthodoxen Kirche, erfolgt die Bekreuzigung von rechts nach links.)

Es ist wichtig, auch ein Kreuzzeichen anzubieten, bei dem die Hand des Menschen mit Demenz geführt wird, wenn er dies von sich aus nicht mehr tun kann.

Dabei kann folgender Text gesprochen werden:

> Es segne und behüte mich (uns, Sie)
> der allmächtige und barmherzige Gott,
> der Vater, der Sohn und der Heilige Geist.

Oder:

> Im Namen Gottes des Vaters, des Sohnes
> und des Heiligen Geistes.

Auch das Räuchern mit Kräutern, Hölzern und Harzen (Weihrauch) dient als Schutz durch Reinigung und Umwandlung von Energien. Deshalb wäre das »Ausräuchern« von Räumen aus meiner Sicht ebenfalls ein hilfreiches Ritual besonders in stationären Einrichtungen.

Die Begleiter von Menschen mit Demenz könnten morgens für alle in diesem Haus um Schutz und Segen bitten und dies ritualisieren. Dies bietet auch Begleitern die Möglichkeit, *sich selbst* an eine Kraft anzubinden, um den Alltag nach den eigenen ethischen Werten zu gestalten.

Morgenrituale

Morgens ein Gebet zu sprechen oder ein Lied zu singen, kann Menschen mit Demenz das Gefühl von Zuversicht, Schutz und Aufgehobensein in etwas Größerem, Ganzen (Gott), bei Maria, der Muttergottes, bei Jesus Christus, bei einem Heiligen oder in einer anderen spirituellen Energie geben. Sie beginnen den Tag nicht allein, sondern in Hinwendung zu und Verbindung mit einer Kraft, die sie bestenfalls in diesem Augenblick des Betens oder Singens spüren können.

Es ist wichtig, dass alle Gebete langsam und deutlich gesprochen werden, weil die Menschen durch die Demenz in allem verlangsamt sind.

Ich stelle im Folgenden ausgewählte Texte, Gebete und Lieder vor. Sie können für die Begleitung von Menschen mit Demenz übernommen werden oder auch nur als Anregung dienen und zum eigenen Suchen und Auswählen motivieren.

Gebete für den Morgen

Angelus

162 Der Engel des Herrn brachte Maria die Botschaft,
und sie empfing vom Heiligen Geist.

Gegrüßet seist du, Maria, voll der Gnade,
der Herr ist mit dir.
Du bist gebenedeit (*gesegnet*) unter den Frauen,
und gebenedeit ist die Frucht deines Leibes,
Jesus.

Heilige Maria, Mutter Gottes,
bitte für uns Sünder
jetzt und in der Stunde unseres Todes.
Amen.

Maria sprach: Siehe, ich bin eine Magd des Herrn,
mir geschehe nach deinem Worte.

Gegrüßet seist du, Maria ...

Und das Wort ist Fleisch geworden
Und hat unter uns gewohnt.

Gegrüßet seist du, Maria ...

Gotteslob 2,7

Abends fügt man hinzu:

Vater unser.

Gegrüßet seist du, Maria ...

O Herr, gib ihnen die ewige Ruhe
und das ewige Licht leuchte ihnen!
Herr, lasse sie ruhen in Frieden!
Amen.

Dieses Gebet wurde früher beim morgendlichen, mittäglichen und abendlichen »Gebetsläuten« der Kirchenglocken gebetet.

Vater im Himmel,
Lob und Dank sei dir für die Ruhe der Nacht,
Lob und Dank sei dir für den neuen Tag.
Lob und Dank sei dir für alle deine Liebe
und Güte und Treue
in meinem vergangenen Leben.

Dietrich Bonhoeffer
Evangelisches Gesangbuch 841,2

Gott, unser Vater,
du liebst uns und schenkst uns in deiner Gnade
Trost und Zuversicht.
Richte unsre Herzen auf
und stärke uns in jedem guten Werk und Wort.

Gotteslob 14,5

Luthers Morgensegen

Des Morgens, wenn du aufstehst, kannst du dich segnen mit dem Zeichen des heiligen Kreuzes und sagen:
Das walte Gott Vater, Sohn und Heiliger Geist! Amen.
Willst du, so kannst du dies Gebet dazu sprechen:
Ich danke dir, mein himmlischer Vater,
durch Jesum Christum, deinen lieben Sohn,
dass du mich diese Nacht vor allem Schaden
und Gefahr behütet hast, und bitte dich,
du wollest mich diesen Tag auch behüten vor Sünden
und allem Übel, dass dir all mein Tun und Leben
gefalle. Denn ich befehle mich, meinen Leib
und Seele und alles in deine Hände.
Dein heiliger Engel sei mit mir, dass der böse Feind
keine Macht an mir finde. Amen.

Martin Luther
Evangelisches Gesangbuch 841

Ein Morgenlied

Wie schön leuchtet der Morgenstern,
voll Gnad und Wahrheit von dem Herrn
uns herrlich aufgegangen.

Du Sohn Davids aus Jakobs Stamm,
mein König und mein Bräutigam,
du hältst mein Herz gefangen.

Lieblich, freundlich, schön und prächtig,
groß und mächtig, reich an Gaben,
hoch und wunderbar erhaben.

Gotteslob 554
Evangelisches Gesangbuch 70

Tischgebete

Viele Menschen mit Demenz haben durchaus in ihren Familien oder auch in der Ursprungsfamilie vor oder nach den Mahlzeiten gebetet. Auch wenn sie dies die letzten Jahrzehnte ihres Lebens nicht mehr praktiziert haben, heißt dies nicht, dass es ihnen nichts mehr bedeutet. Sie können durchaus weiterhin ethische und moralische Werte haben und den Bezug zu ihrer Vergangenheit herstellen. Äußerungen von ihnen wie: »Nichts ist selbstverständlich«, »Man muss für alles dankbar sein« und »Wir haben viel gehungert« oder »Wir hatten tagelang nichts zu essen« sind oftmals zu hören.

Wie schon erwähnt, zeigen die Erfahrungen aus der Praxis, dass Menschen mit Demenz das Gebetsritual auch häufig zur situativen Orientierung brauchen. Ein Gebetsritual, das sie von früher kennen, kann ein ausschlaggebender Impuls sein, um ihnen eine selbstständige Handlung zu ermöglichen. Das bedeutet, durch das richtige Erkennen einer Situation kann der Mensch mit Demenz zum Beispiel selbstständig essen und trinken. Oder durch das Gebet nach dem Essen den Übergang zum nächsten Schritt, zum Beispiel vom Stuhl aufzustehen, erkennen.

Aus spiritueller Sicht scheint dies eine geringere Bedeutung zu haben als die Andacht beim Gebet. Im Hinblick auf die Lebensqualität dieser Frauen und Männer hat diese Art von Sicherheit aber durchaus einen großen Wert, weil sie meist unter ihrer Desorientiertheit sehr leiden. Die alten Rituale können sie wieder in Verbindung bringen mit einer früher von ihnen als zutiefst sinnvoll erlebten Ordnung.

Vor dem Essen

O Gott, von dem wir alles haben,
wir danken dir für diese Gaben.
Du speisest uns, weil du uns liebst.
O segne auch, was du uns gibst.
Amen.

Gotteslob 16,8
Evangelisches Gesangbuch 842,4

Herr, segne uns und diese Gaben,
die wir von deiner Güte nun empfangen,
durch Christus, unsern Herrn.
Amen.

Gotteslob 16,2

Nach dem Essen

Dir sei, o Gott, für Speis und Trank,
für alles Gute Lob und Dank.
Du gabst, du willst auch künftig geben.
Dich preise unser ganzes Leben.
Amen.

Gotteslob 17,4

Abendrituale

Abends ein Gebet zu sprechen oder ein Lied zu singen, kann Menschen mit Demenz das Gefühl von Geborgenheit und Aufgehobensein in Gott oder bei Maria, der Muttergottes, bei einem Heiligen oder in Jesus Christus geben.

Insbesondere Menschen mit Demenz brauchen diese Einladung, um ihren Ängsten für diesen Moment etwas entgegenhalten zu können. Für sie kann es existenziell von Bedeutung sein, Zuflucht zu nehmen zu etwas, was ihnen auch im früheren Leben geholfen hat.

Aufgrund meiner Erfahrungen bin ich ganz sicher, dass ein auf die Person abgestimmter Impuls greift und für sie zum Anker wird. Selbst Gute-Nacht-Lieder stützen oftmals die Persönlichkeit. Ich möchte jedoch vor allem zu religiösen Liedern einladen, weil in ihnen eine besondere Kraft liegt – wenn sie für die Person stimmig sind.

Manche Menschen mit Demenz stehen abends gleich wieder auf, nachdem sie zu Bett gebracht wurden. Natürlich kann dies viele Ursachen haben, die mit derartigen Angeboten nicht zu beheben, sondern höchstens zu lindern sind. Häufig liegt etwa eine nicht erkannte Blasenentzündung vor, von den Begleitern nicht wahrgenommene körperliche Schmerzen, Hunger- und Durstgefühle und so weiter.

Jedoch entwickeln Menschen mit Demenz oftmals Ängste, sobald sie allein im Bett liegen. Auch dann, wenn noch jemand im Zimmer schläft. Ein Erleben des Verlassenseins und ein Gefühl der Einsamkeit kann sie einholen oder sie verstehen gar nicht, dass und weshalb sie ins Bett sollen, weil das Gebetsritual zur Orientierung fehlt.

Abendgebete

Deinen Frieden,
Herr, gib uns vom Himmel,
und dein Friede bleibe in unseren Herzen.
Lass uns schlafen in Frieden.

In Anlehnung an Alkuin

Es segne und behüte uns
der allmächtige und barmherzige Gott,
der Vater, der Sohn
und der Heilige Geist.

Gotteslob 18

Herr, erhalte uns, da wir wachen,
bewahre uns, da wir schlafen,
damit wir mit Christus wachen
und in Frieden schlafen.

Traditionell

Luthers Abendsegen

Des Abends, wenn du zu Bett gehst, kannst du dich segnen und mit dem Zeichen des heiligen Kreuzes sagen:
Das walte Gott Vater, Sohn und Heiliger Geist! Amen.
Willst du, so kannst du dies Gebet dazu sprechen:
Ich danke dir, mein himmlischer Vater, durch Jesum Christum, deinen lieben Sohn, dass du mich diesen Tag gnädiglich behütet hast, und bitte dich, du wollest mir vergeben alle meine Sünde, wo ich Unrecht getan

habe, und mich diese Nacht gnädiglich behüten. Denn ich befehle mich, meinen Leib und Seele und alles in deine Hände. Dein heiliger Engel sei mit mir, dass der böse Feind keine Macht an mir finde.
Amen.

Martin Luther
Evangelisches Gesangbuch 843,1

Von mir frei formulierte Texte

Jesus Christus,
behüte mich
und schenke mir deine Liebe.

Heilige Maria,
du Mutter Gottes,
nimm mich unter deinen Schutzmantel,
wenn ich schlafe.

Barmherziger Gott,
behüte mich.
Amen.

Abendlieder

Die Texte dieser Lieder können auch nur gesprochen werden, wenn man die Melodie nicht kennt. Ebenso können Liedmelodien nur gesummt werden, wenn der Text nicht bekannt ist. Oftmals ist Menschen mit Demenz die Melodie oder der Text präsent und sie singen das Lied von sich aus weiter.

Hier ist jeweils nur eine Auswahl der Liedstrophen abgedruckt.

Nun ruhen alle Wälder,
Vieh, Menschen, Städt und Felder,
es schläft die ganze Welt;
ihr aber, meine Sinnen,
auf, auf, ihr sollt beginnen,
was eurem Schöpfer wohlgefällt.

Der Tag ist nun vergangen,
die güldnen Sternlein prangen
am blauen Himmelssaal;
also werd ich auch stehen,
wann mich wird heißen gehen
mein Gott aus diesem Jammertal.

Breit aus die Flügel beide,
o Jesu, meine Freude,
und nimm dein Küchlein ein.
Will Satan mich verschlingen,
so lass die Englein singen:
»Dies Kind soll unverletzet sein.«

Paul Gerhardt

Evangelisches Gesangbuch 477

Weißt du, wie viel Sternlein stehen
an dem blauen Himmelszelt?
Weißt du, wie viel Wolken gehen
weithin über alle Welt?
Gott, der Herr, hat sie gezählet,
dass ihm auch nicht eines fehlet
an der ganzen großen Zahl,
an der ganzen großen Zahl.

Weißt du, wie viel Kinder frühe
stehn aus ihrem Bettlein auf,
dass sie ohne Sorg und Mühe
fröhlich sind im Tageslauf?
Gott im Himmel hat an allen
seine Lust, sein Wohlgefallen;
kennt auch dich und hat dich lieb,
kennt auch dich und hat dich lieb.

Wilhelm Hey

Bis hierher
hat mich Gott gebracht
durch seine große Güte.
Bis hierher
hat er Tag und Nacht
bewahrt Herz und Gemüte.

Bis hierher
hat er mich geleit
bis hierher
hat er mich erfreut
bis hierher
hat er mir geholfen.

Ämilie Juliane von Schwarzburg-Rudolstadt

Der Mond ist aufgegangen,
die goldnen Sternlein prangen
am Himmel hell und klar.
Der Wald steht schwarz und schweiget,
und aus den Wiesen steiget
der weiße Nebel wunderbar.

Wie ist die Welt so stille
und in der Dämmrung Hülle
so traulich und so hold
als eine stille Kammer,
wo ihr des Tages Jammer
verschlafen und vergessen sollt.

Matthias Claudius

Herr, bleibe bei uns;
denn es will Abend werden,
und der Tag hat sich geneiget.

Kanon, Gotteslob 18,8

Allgemeine religiöse Impulse

Am Sonntag oder an einem Feiertag könnte ein Kirchenlied vormittags gesungen werden. Ebenso könnte man Übertragungen von Andachten und heiligen Messen über den Rundfunk oder das Fernsehen gezielt einschalten. Solche Impulse müssen jedoch sorgfältig abgewogen werden, denn sie können den Menschen mit Demenz überfordern, wenn dieser das Angebot nicht aufnehmen und zuordnen kann. Deshalb muss sorgfältig beobachtet werden, wie der Mensch mit Demenz darauf reagiert.

Eine Freundin erzählte mir von ihrer an Demenz erkrankten Mutter, dass sie ganz wach und interessiert war, wenn der Papst im Fernseher zu sehen und zu hören war. Dies erstaunte meine Freundin sehr, denn ihre Mutter war zu diesem Zeitpunkt in anderen Lebensbereichen desorientiert und konnte ihre Aufmerksamkeit oft nur wenige Minuten lang halten. Hier aber verfolgte sie eine ganze Sendung und sprach auch danach noch davon.

An Weihnachten sang meine Freundin mit ihr »Stille Nacht, heilige Nacht«. Das sangen sie den ganzen Tag, in manchen Stunden ununterbrochen. Die Frau mit Demenz sang jedes Mal die Strophen so, als würde sie das Lied jetzt gerade zum ersten Mal an diesem Weihnachtsfest singen. Es machte ihr viel Freude und sie war dabei voller Hingabe. Meine Freundin meinte: »Es spielte keine Rolle, ob es ›normal‹ ist, dieses Lied so oft zu singen. Entscheidend war für mich, wie meine Mutter das Singen erlebte und den Glanz in ihren Augen dabei zu sehen. Wir verbrachten ein schönes Weihnachten miteinander.«

Wäre meine Freundin in dem Vergleich zum bisherigen Weihnachten und in Vorstellungen von »richtig und falsch« oder »weniger und mehr« hängen geblieben, hätte sie sicher ein anderes Weihnachten mit ihrer Mutter erlebt. Außerdem sagte sie mir, dass sie auch mitten im Jahr »Stille Nacht, heilige Nacht« mit ihrer Mutter singe, weil diese sich das wünscht, wenn sie gefragt wird, was sie gerne singen möchte.

Letztendlich geht es auch auf der religiösen und spirituellen Ebene darum, dass wir von unseren Vorstellungen über »angemessen und unangemessen« oder »richtig und falsch« Abstand nehmen, sie am besten im Bezug auf Menschen mit Demenz aufgeben. Dies kann ein freies und leichtes Miteinander fördern und ermöglichen.

Wie ich in meinen Beispielen aufgezeigt habe, kann es auch tagsüber zum emotionalen Stabilisieren der Persönlichkeit hilfreich sein, Gebete und religiöse Gesänge anzubieten. Besonders in Momenten geäußerter Verzweiflung, Einsamkeit, dem Gefühl der Ausweglosigkeit und Hilflosigkeit.

Nach meiner Erfahrung kann dies auch die Pflegeperson stärken, wenn sie es für sich als stimmig erlebt.

In meiner Begegnung mit Frau S. bete (singe) ich mit ihr das Vaterunser. Ein Gebet, das sehr viele Menschen mit Demenz kennen und mitsprechen können, weil sie es zumindest früher häufig gebetet haben – oftmals in Situationen der Angst, zum Beispiel bei Gewitter, in der Hoffnung auf Schutz vor Blitzschlag. Es kann in jeder Situation gebetet werden, weil das Gebet in sich selbst einen inneren Prozess beschreibt, der letztendlich alle Lebenssituationen umfasst. Dies sage ich aus eigener Erfahrung, nachdem ich mich im Rahmen des Bibliodramas intensiv mit diesem Gebet auseinandergesetzt habe und es noch weiterhin tue.

In meiner Begegnung mit Frau P. beschreibe ich, dass auch ich nicht wüsste, wie es bei ihr weitergeht. Ich vertraute mich mit ihr Gott an. Wir wandten uns *gemeinsam* an eine über uns hinausgehende Kraft und »Macht«. Dies führte mich selbst ebenso aus der Hilflosigkeit hinaus in ein Gehaltensein und Getröstetsein wie Frau P. Die Veränderung in ihrem Gesicht und an ihrer Körperhaltung deutete ich so, dass auch in ihr etwas verwandelt wurde und diese Einladung für sie heilsam war.

Es ist nicht immer nötig, dass man als Begleiter selbst singt. Manchmal kann auch nur ein vorgespieltes religiöses Lied den Menschen positiv erreichen. Immer wieder höre ich von Begleitern, dass sie nicht singen könnten. Es wäre sehr schade, wenn deshalb kein religiöses Angebot gemacht würde. Es gibt spezielle CDs mit klar gesungenen Aufnahmen von alten Liedern aus verschiedenen Musikrichtungen, auch Kirchenlieder. Ich höre aus der Praxis, dass diese Lieder sehr gerne gehört werden von Menschen mit Demenz. Einige Beispiele für solche CDs finden Sie im Anhang.

Ausländische Begleiter erzählten mir, sie hätten in ihrer Muttersprache religiöse Lieder gesungen, die bei uns nicht bekannt sind. Die Menschen mit Demenz haben sofort mit stiller Andacht darauf reagiert, das heißt diese Menschen spüren die spirituelle Qualität an diesen Liedern. Das ist für mich sehr bewegend und stimmt mich hoffnungsvoll.

Kirchliche Rituale

Es liegt mir sehr am Herzen, diese Thematik im Speziellen aufzugreifen.

Ich kenne es so aus der Praxis und viele andere Begleiter teilen diese Erfahrung mit mir, dass Menschen mit Demenz ab einem gewissen Stadium der Krankheit nicht mehr »zugelassen« werden für die Teilnahme an einem kirchlichen Ritual. Diese Entscheidung wird von unterschiedlichen Personen in unterschiedlichen Rollen gefällt. Sprich, es kann jeder sein. Jedenfalls soll die Frau oder der Mann mit Demenz nicht mehr in die Kirche oder zu einer Andacht gebracht werden, wenn sie oder er auffällig wird und die Ruhe stört.

Ich kann sehr gut nachvollziehen, dass gewisse Lautäußerungen wie wiederholtes Rufen, Verhaltensweisen wie das Umhergehen während der Andacht oder Messe, ständiges Aufstehen und sich wieder Hinsetzen, das Äußern von Harn- und Stuhldrang und so weiter die Anwesenden stört.

Häufig dürfen also Menschen mit Demenz ab einer gewissen Auffälligkeit bei Andachten und Messen nicht mehr dabei sein. Wichtig zu wissen ist jedoch: Für Menschen mit Demenz sind die herkömmlichen Rituale viel zu lang und meist zu komplex. Die Rituale sollten den Menschen angepasst werden und nicht die Menschen den Ritualen, indem sie ausgeschlossen werden. Es geht hier um Tausende! Jesus sagte: »Der Sabbat ist für den Menschen da und nicht der Mensch für den Sabbat« (Luk 2,27).

Aufgrund meiner 20-jährigen Erfahrung mit Menschen mit Demenz halte ich es für sehr wichtig, ihnen, solange es irgendwie geht, die Teilnahme an Gottesdienst und anderen Ritualen zu ermöglichen. Ich habe an ihnen zum einen die Fähigkeit, religiöse Impulse aufzunehmen und darauf zu antworten, wahrgenommen und zum anderen die Bedürftigkeit nach religiösen Angeboten.

Natürlich brauchen diese Menschen eine Begleitperson, weil sie unter Desorientiertheit leiden und es sein kann, dass sie während der Messe plötzlich nicht mehr wissen, wo sie sind und warum sie hier sind. Dann macht es auch wenig Sinn, noch zu bleiben.

Schlechtes Sehen und Hören erschweren für sie zusätzlich das Begreifen der Situation. Aber bis zu diesem Moment kann es sein, dass die Person mit Demenz an einem Ritual emotional teilnimmt. Es kann sein, dass sie das erste gesungene Lied genießt, daraus schöpft, davon zehrt und alles Weitere zu viel ist, zu lange dauert, weil die Konzentrationsfähigkeit nachlässt.

Dies wird auch jedes Mal anders sein. Wichtig ist, dass wir ihnen nicht schon im Vorfeld die Fähigkeit absprechen, noch etwas »mitzukriegen«. Es geht nicht darum, wie viel von dem, was zelebriert wird, Menschen mit Demenz »verstehen«, sondern ob, wie und dass es sie gefühlsmäßig erreicht.

Eine Anpassung und Verkürzung der Abläufe sowie das direkte Einbeziehen jedes einzelnen Menschen mit Demenz wäre notwendig. Es geht darum, dass für sie »begreifbar« wird, woran sie teilnehmen.

Ich gebe hier meine Empfehlung für angepasste Rituale und die aus meiner Sicht wesentlichsten Elemente für einen verkürzten Gottesdienst an:

Ablauf

- Lied
  Zur Einstimmung und Orientierung, nur eine Strophe

- Gebet:
  Das Vaterunser
  Dieses Gebet kennen sehr viele und können es auch sprechen, wenn der Impuls von außen kommt. Es ist ein vertrauter Bestandteil des Gottesdienstes oder einer Andacht.

- Brot brechen
  Nur von wenigen Worten begleitet, so wenig als möglich. Etwa um den Segen für das Brot bitten. Ansonsten fallen an dieser Stelle die Menschen mit Demenz aus der Situation heraus. Sie haben dann keinen Gewinn davon.

- Brot essen
  Ein vertrautes Ritual. Es steht auch dafür, teilnehmen zu können, an dem was geschieht, und Gemeinschaft zu erleben.

- Segnen
  Den Segen empfangen dürfen. Dies kann das Gefühl von Geschützt-und-behütet-Sein stärken.

Methodische Anmerkungen

- Das ganze Ritual sollte nicht länger als zehn Minuten dauern und nur in einem kleinen Kreis von fünf bis acht Personen stattfinden, weil sonst das Empfangen der Hostie zu lange dauert.

- Vor Beginn leere Stühle zusätzlich bereitstellen, seitlich nach hinten versetzt, damit die Betreuungspersonen jederzeit von einem zum anderen wechseln können, wenn dies nötig ist.

- Die Menschen mit Demenz sollten im Kreis nur so weit voneinander entfernt sitzen, dass sie einander noch die Hände reichen können.

- Mindestens zwei Betreuungspersonen sollten dabei sein, um die Menschen mit Demenz wenn nötig zu stabilisieren, zum Beispiel durch behutsame Berührung, wie ich sie vielfach beschrieben habe. Wenn danach gefragt wird, können sie immer wieder sanft orientieren, indem das Geschehen in einfachen Worten benannt wird.

- Auch bettlägerige Menschen mit Demenz mit einbeziehen, selbst wenn sie nicht mehr sprechen können. Im stationären Bereich die Betten aus den Zimmern fahren, selbst wenn die Menschen nur einzelne Elemente des Rituals bewusst miterleben können.

- Im stationären Bereich könnte diese Andacht stationsbezogen gehalten werden, so häufig wie möglich und besonders an Sonn- und Feiertagen. Dies würde zusätzlich die zeitliche Orientierung unterstützen.

- Im ambulanten Bereich könnte einmal monatlich in einer Gemeinde eine Andacht in dieser Form, ganz offiziell für Menschen mit Demenz, gehalten werden. Zum Beispiel an jedem ersten Sonntag im Monat, als fester Zeitrhythmus.

- Wenn die Andacht im stationären Bereich stattfinden soll, wäre eine Hauskapelle oder jeder stille Raum mit einer guten Atmosphäre dafür geeignet.

- Die Stille ist für Menschen mit Demenz ein wesentlicher Aspekt, um sich wohlfühlen zu können. Alle Nebengeräusche, Stimmen, das Hin- und Hergehen von Personen usw. können Stressgefühle verursachen. Dies zeigt sich meist in Form von Ängsten und unruhigem Verhalten (Rufen, ständiges Bewegen, Aufstehversuche und Weggehen-Wollen). Häufig wird dies so interpretiert, dass Menschen mit Demenz die unruhige Atmosphäre erzeugen. Es ist eher umgekehrt. Sie agieren weniger, sondern sie reagieren vielmehr auf das Umfeld.

Mariengebete, -lieder und -andacht

Einmal hatte mir eine Frau mit Demenz, nachdem ich sie auf die in ihrem Zimmer stehende Marienfigur angesprochen hatte, ein altes, langes Mariengebet fließend vorgebetet. Ich kannte dieses Gebet nicht. Sie sagte, sie hätte sich zeitlebens immer an die Muttergottes gewandt, die ihr immer geholfen habe. Meine Mutter sagt das auch von sich. Die heilige Maria, die von ihnen ausschließlich »Muttergottes« genannt wird, ist für diese beiden Frauen die Schutzpatronin ihres Lebens. Sie wenden sich in der Not aus tiefstem Herzen und tiefster Überzeugung an sie.

Ich kenne inzwischen viele alte und junge Frauen und auch Männer, die eine ausgesprochen intensive und vertrauensvolle Bindung zu Heiligen haben. Insbesondere jedoch zur heiligen Maria.

Im katholischen Glauben wird der heiligen Maria eine ganz besondere Bedeutung zugesprochen. Deshalb gibt es Mariengebete, -lieder und -andachten, wie zum Beispiel die Maiandacht.

Mariengebete

Gegrüßet seist du, Maria, voll der Gnade,
der Herr ist mit dir.
Du bist gebenedeit (*gesegnet*) unter den Frauen
und gebenedeit ist die Frucht deines Leibes,
Jesus.

Heilige Maria, Mutter Gottes,
bitte für uns Sünder
jetzt und in der Stunde unseres Todes.
Amen.

Gotteslob 2,6

Unter deinen Schutz und Schirm fliehen wir,
heilige Gottesmutter.
Verschmähe nicht unser Gebet in unseren Nöten,
sondern errette uns jederzeit aus allen Gefahren,
o du glorwürdige und gebenedeite Jungfrau,
unsere Frau, unsere Mittlerin, unsere Fürsprecherin.
Führe uns zu deinem Sohne,
empfiehl uns deinem Sohne,
stelle uns vor deinem Sohne.

Gotteslob 32,3

Marienlieder

Meerstern, ich dich grüße,
o Maria hilf!
Gottesmutter süße,
o Maria hilf!
Maria, hilf uns allen
aus unsrer tiefen Not!

Rose ohne Dornen,
o Maria hilf!
Du von Gott Erkorne,
o Maria hilf!
Maria, hilf uns allen
aus unsrer tiefen Not!

Lilie ohnegleichen,
o Maria hilf!
Dir die Engel weichen,
o Maria hilf!
Maria, hilf uns allen
aus unsrer tiefen Not!

Nach August von Haxthausen

Maria, breit den Mantel aus,
mach Schirm und Schild für uns daraus;
lass uns darunter sicher stehn,
bis alle Stürm vorübergehn.
Patronin voller Güte,
uns allezeit behüte.

Dein Mantel ist sehr weit und breit,
er deckt die ganze Christenheit,
er deckt die weite, weite Welt,
ist aller Zuflucht und Gezelt.

Gotteslob 595

Eine Marienandacht

- Zu Beginn ein Marienlied singen
- Das »Gegrüßet seist du, Maria« beten
- Ein Marienlied zum Abschluss singen

Die Rahmenbedingungen könnten wie beim Gottesdienst gestaltet werden. Die Anzahl der Teilnehmenden kann hier durchaus höher sein, weil es keine heilige Kommunion gibt, was mehr Zeit in Anspruch nehmen würde.

Anregungen, um Abschied und Trauer zu ermöglichen

Da ich oft gefragt werde, ob es denn sinnvoll sei beziehungsweise ob es nicht verantwortungslos sei, Menschen mit Demenz eine Todesnachricht zu überbringen, möchte ich dieses Thema in einem begrenzten Umfang einfließen lassen.

Nach meiner Erfahrung reagieren Menschen mit Demenz sehr unterschiedlich auf eine derartige Botschaft. Manche von ihnen realisieren im Moment der Nachricht den Verlust des geliebten Menschen und kurze Zeit später ist die Erinnerung an diesen Verlust nicht mehr erkennbar vorhanden. Das kann bedeuten, dass die verstorbene Person für sie weiterlebt, zumindest innerlich. Wenn ich die Realität des Menschen mit Demenz anerkennen will, gilt es, dies zu respektieren.

Andere von ihnen dagegen erinnern auch Wochen und Monate danach den Verlust und trauern um den geliebten Menschen. Sicherlich ist dies mitunter vom Ausprägungsgrad der Demenz abhängig. Aber ich glaube, die verschiedensten Faktoren bewirken, wie der Verlust erlebt wird.

In einem Beispiel, das mir erzählt wurde, wurde einer Frau mit Demenz nicht mitgeteilt, dass ihr Sohn Alexander nur noch ein paar Monate zu leben hat. Sie hatte eine innige Beziehung zu ihm. Im Zusammenhang mit der Nachricht über den Tod von Luciano Pavarotti sagte sie: »Es trifft immer die Guten, wie mit meinem Alexander!« Diese Frau wusste meiner Ansicht nach im Inneren um das Schicksal ihres Sohnes, der zu diesem Zeitpunkt noch ein paar Wochen zu leben hatte. Ihre Aussage ist für mich ein Aufruf dazu, dieser Frau Gelegenheiten anzubieten, sich in ihrer Weise mitzuteilen und, wenn es ihr entspricht, religiöse oder spirituelle Angebote zu machen. Ebenso wäre es sehr wichtig, ihr den persönlichen Abschied von ihrem Sohn zu ermöglichen, indem eine Begegnung zwischen den beiden arrangiert und begleitet wird. Vermutlich bräuchte hier auch der Sohn Beratung und Unterstützung.

Noch eine weitere erzählte Begebenheit, in der einer Frau mit Demenz von ihren Enkelkindern nicht mitgeteilt wurde, dass ihre Freundin gestorben war: Ihre Enkelkinder nannten auch diese verstorbene Freundin immer »Oma«. Als die Frau (kurz nach dem Tod der »Oma«) von ihren Enkelkindern besucht wurde, sagte sie plötzlich: »Gell, die Oma ist gestorben!« Die Angehörigen waren völlig verblüfft über diese »weise« Aussage ihrer Großmutter. Die Enkelkinder bestätigten dann diese Aussage und so konnte sich aufzeigen, dass sie auch wirklich vom Tod ihrer Freundin sprach.

Nach meiner ethischen Auffassung hat jeder Mensch ein Recht darauf, (wenigstens innerlich) Abschied nehmen zu können. Zumal es viele Beispiele aus der Praxis gibt, die die Intuition oder die Weisheit der Menschen mit Demenz bezeugen. Deshalb empfehle ich, auch Frauen und Männern mit Demenz eine Todesnachricht zu überbringen. Sehr wichtig ist, ihnen Mitgefühl dafür und Wertschätzung darin zu schenken, wie sie den Verlust erleben, und sie darin weiter zu begleiten. Ich glaube, dass es nicht hilfreich ist, das Sterben und den Tod vor Menschen mit Demenz zu verheimlichen. Vielmehr geht es darum, ihr ganz persönliches Abschiednehmen zu fördern und sie damit nicht alleinzulassen.

Für mich ist es auch Ausdruck meiner Wertschätzung gegenüber Menschen mit Demenz, ihnen so gravierende Geschehnisse nicht zu verheimlichen. In der Praxis habe ich häufig ein verändertes Verhalten an ihnen wahrgenommen, wenn (obwohl!) ihnen der Tod eines nahestehenden Menschen verheimlicht wurde, »um sie zu schonen«. Ich halte es für notwendig, sich selbst bezüglich dieser Absicht zu hinterfragen. Möglicherweise geht es mehr um die eigene Angst vor der Reaktion des Menschen mit Demenz, die ja nicht vorherzusagen ist.

Ich nehme an, dass Menschen mit Demenz zwar intuitiv wissen oder spüren, was geschehen ist, ihr verändertes Lebensgefühl aber keineswegs zuordnen können. Sie kommen durcheinander. Nicht selten warten sie auf den Besuch des verstorbenen Menschen und werden mit ausweichenden Antworten ins Unendliche »vertröstet«. Insbesondere bei Menschen mit Demenz, die sich in Worten gar nicht mehr ausdrücken können, wissen wir nicht, ob nicht auch sie warten!

Ein vermehrter geistiger Abbau, innerer Rückzug, körperliche Beschwerden und Leiden und damit ein großer Verlust an Lebensqualität sind meist die Folgen der »Schonung«. Deshalb ist es notwendig, in der Begleitung dieser Menschen ihr intuitives Wissen um den Tod, verbunden mit ihrem Verlustschmerz, zu erkennen und anzuerkennen, ansonsten laufen wir Gefahr, ihre Befindlichkeit fehlzudeuten.

Die Problematik ist, dass durch die »Krankheit Demenz« ohnehin ein unaufhaltsamer Abbauprozess erwartet wird. So wäre dann einfach jede Verschlechterung des Zustandes in der Krankheit begründet. Das ist aus meinem Verständnis die größte Tragik für Frauen und Männer mit Demenz!

Meine Empfehlungen, um Abschied und Trauer zu ermöglichen

- *Persönliches* Abschiednehmen ermöglichen, unterstützen und dabei begleiten.

- Beim Mitteilen der Todesnachricht muss vorher sichergestellt sein, dass ein echter Kontakt zur Pflegeperson und den Menschen mit Demenz vorhanden ist. Sonst kommt die Botschaft nicht an, sie kann nicht aufgenommen werden und erzeugt zusätzlich Verwirrung. Was mit dem »echten« Kontakt gemeint ist, verdeutlichen die Begegnungen im Kapitel 3.

- Den Besuch der Trauerfeier ermöglichen und dabei begleiten. So kann notfalls die Trauerfeier wieder verlassen werden.

- Ein religiöses oder spirituelles Angebot machen, wie etwa das gemeinsame Beten eines Vaterunser, eines »Gegrüßet seist du, Maria«, oder anderer vertrauter Gebete für den Verstorbenen nach der Überbringung der Todesnachricht.

- Eine Kerze für den Verstorbenen gemeinsam anzünden.

- Gemeinsam schweigen und seiner oder ihrer gedenken.

- Ein religiöses Lied oder zum Beispiel das Lieblingslied des oder der Verstorbenen gemeinsam für ihn oder sie singen.

- Das gemeinsame Beten und Singen über ein paar Tage ritualisieren, wie eine kleine persönliche Andacht.

- Miteinander Fotos von gemeinsam erlebten Zeiten ansehen.

- Den (regelmäßigen) Besuch des Grabes ermöglichen und dabei begleiten. Das ist sehr häufig der Wunsch von Menschen mit Demenz, deshalb halte ich es für außerordentlich wichtig, ihnen dies zu ermöglichen.

Niemand kann vorher wissen, ob und wie der Mensch mit Demenz realisiert, was geschehen ist oder gerade geschieht. Es ist aber eine Chance zur Verlustbewältigung, die ihm dadurch gegeben wird. Natürlich ist es wichtig, den Menschen mit Demenz nach seinen Bedürfnissen zu fragen. Diese Fragen können jedoch auch überfordernd sein. Dies ist in der Regel an einer unklaren Antwort zu erkennen (was jedoch auch noch andere Ursachen haben kann).

Sicherlich könnten diese Anregungen noch um ein Vielfaches erweitert werden. Möglicherweise haben Sie selbst mit anderen sehr hilfreichen Angeboten auch eigene Erfahrungen in der religiösen und spirituellen Begleitung von Menschen mit Demenz gemacht. Wichtig ist, dass diese Art von Begleitung *geschieht* und dass sich Frauen und Männer mit Demenz auch in diesen Bedürfnissen wahrgenommen und unterstützt fühlen.

Resümee

Aufwachen aus der eigenen Hilflosigkeit

Vielleicht haben Sie sich während des Lesens in der ein oder anderen beschriebenen Situation in Ihrem ganz persönlichen Erleben wiedererkannt oder auch sich als betreuende Person gesehen und gemeint gefühlt, sich selbst in gewissen Einstellungen und Vorstellungen wiedergefunden, ja, sich möglicherweise sogar »ertappt« gefühlt.

Manche beschriebene Begebenheit kann irritierend, erschreckend oder völlig überraschend auf Sie gewirkt haben. Vielleicht fühlen Sie sich aber auch entlastet von bisherigen Sorgen und Ängsten und sehen eine neue Perspektive im Umgang mit Menschen mit Demenz. Vielleicht ist auch mancher Zweifel von Ihnen abgefallen, der Sie bezüglich der Art und Weise Ihres Umgangs mit Menschen mit Demenz bislang verunsicherte, und Sie haben durch die aufgeführten Beispiele Bestätigung in Ihrem Denken, Fühlen und Verhalten erfahren. Vielleicht sind Sie auch von manch beschriebener Begegnung tief berührt und bewegt und fühlen sich angeregt zu einer erweiterten Form Ihrer Begleitung.

Was immer dieses Buch in Ihnen ausgelöst hat und wie auch immer es in Ihnen weiterwirkt, ich lade Sie dazu ein, das für Sie Kostbare daran, in sich zu nähren und weiterzugeben. Und im Umgang mit dem, was Sie vielleicht als belastend, traurig oder erschütternd empfunden haben, bitte ich Sie, keine »Anklage« zu erheben, weder gegen sich selbst noch gegen andere.

Denn: Es ist ein *heilsames* Erschrecken, das etwas in Ihnen heil werden lassen möchte. Keines, das Sie verurteilen will! Oder Sie mit Selbstvorwürfen erdrücken will. Es könnte daraus ein dankbares Erkennendürfen entstehen.

Wie es einmal eine »erkennende« Betreuende formulierte: »Ach, *so* ist das! Wenn ich das nur schon früher gewusst und gespürt hätte ... Wie gut, dass ich es jetzt wahrnehme, mitfühle. Als ob ich jetzt erst aufgewacht wäre! Danke für diese aufrüttelnde Erkenntnis! Welche Chance für mich: Ich darf aufrecht neue Schritte wagen und fühle mich mehr verbunden mit meinem wahren Sein!«

Natürlich kann es sein, dass Sie in solchen Prozessen auch tiefe Trauer über Ihr bisheriges Handeln gegenüber der Person mit Demenz wie auch gegenüber Ihrem innersten Eigentlichen fühlen. Das will Sie dazu führen, dass Sie es sich vergeben! Und mutig – mit neu gewonnener Klarheit – in den Tag gehen, tiefer verbunden mit sich selbst.

Denn: Jeder, jede von uns ist so, dass er sich Menschen mit Demenz gegenüber immer nur so verhalten *kann*, wie er oder sie es bis zu diesem Zeitpunkt gelernt beziehungsweise erfahren hat. Wir tun bis zu diesem Zeitpunkt das Beste, was uns möglich ist. So lange, bis wir vom Leben sozusagen einen neuen Hinweis erhalten.

Es ist mein tiefstes Anliegen, mit diesem Buch und in meinen Fortbildungen aufzuzeigen, dass und wie sich unser Verhalten, Handeln und auch unser Nichthandeln gegenüber Menschen mit Demenz erheblich auf diese auswirkt und ebenso erheblich auf uns selbst.

In welcher Weise es sich auswirkt.

Denn erst dann, wenn uns dies bewusst wird, entsteht die Bereitschaft in uns, andere Möglichkeiten des Umgangs und Handelns kennenzulernen und zu üben. Und erst dann können wir uns für ein verändertes Verhalten und Handeln entscheiden und damit zugleich aus dem Gefühl der eigenen Hilflosigkeit aussteigen.

Das Nichthandeln oder Handeln auf der »falschen« Ebene zeichnet sich in keiner Thematik so ab, wie in der medikamentösen Schmerztherapie und palliativen Pflege von Menschen mit Demenz. Es ist zutiefst erschütternd, dass diese Menschen häufig nachweislich keine oder keine ausreichende Schmerztherapie erhalten. Sehr häufig werden Schmerzsymptome wie rufen, klopfen, abwehrendes Verhalten und so weiter mit Beruhigungsmitteln zu unterdrücken versucht. Für die Frauen und Männer mit Demenz bedeutet das, dass sie ihren erlebten Schmerz (der sich nicht von unserem unterscheidet) nicht mehr mitteilen können. Ein gelebtes Leid! Und dies als Folge von Unwissenheit seitens der Pflegepersonen und der Ärzte. Wie schon an anderen Stellen dieses Buches von mir erwähnt, ist der Aufklärungs- und Schulungsbedarf in diesem Bereich enorm.

Dennoch ist auch die *Absicht*, gut und richtig handeln zu wollen, aus meinem Verständnis heraus anzuerkennen. Besonders schuldig fühlen sich oft Betreuende, wenn die begleiteten Menschen schon verstorben sind und sie im Nachhinein erkennen, worin sie gegen die Bedürfnisse der Person mit Demenz entschieden und gehandelt haben und wie diese das erlebt haben wird. Aus eigener Erfahrung weiß ich, wie schmerzhaft Selbstvorwürfe sind und wie schwer es sein kann, damit aufzuhören. Und wie notwendig es ist, mit sich barmherzig zu sein!

Letztendlich möchte ich Sie dazu ermutigen, sich immer mehr einzulassen auf die Begegnungen mit Frauen und Männern mit Demenz und dadurch auch *sich selbst* neu zu erfahren. Es ist ein nicht endender Prozess, in dem wir immer wieder bisher verborgene Aspekte von uns selbst und vom anderen erleben werden und daran wachsen. Bitte überfordern Sie sich – und die Person mit Demenz – nicht mit überhöhten Erwartungen dahingehend, dass Sie sich nun gleich anders verhalten müssten als bisher und es ab sofort miteinander leichter werden müsste.

Es verlangt nicht nur Mut, um in die Erfahrung hineinzugehen, sondern auch die Bereitschaft, sich selbst zu reflektieren, und ein konkretes Wissen über die Möglichkeiten und Notwendigkeiten, Menschen mit Demenz zu erreichen und sie gezielt in ihrer Lebensqualität zu unterstützen.

Orte und Wege des Erfahrens und Übens

Nicht zuletzt durch meine vielschichtigen Erfahrungen im Umgang mit Menschen mit Demenz, vor allem aber aufgrund meines tiefen Mitgefühls mit ihnen, biete ich zu diesem Thema seit zehn Jahren Fortbildungen für alle Betreuenden an.

Zudem habe ich mit einem interdisziplinären Team eine Ausbildung zum »Demenz-Care-Trainer« konzipiert, welche von der Leitung der Bildungsakademie »Panta Rhei« angeregt und angefragt wurde und auch nur dort angeboten wird. Diese Ausbildung setzt völlig neue existenzielle Schwerpunkte, wie zum Beispiel Schmerzmanagement für Menschen mit Demenz, religiöse und spirituelle Begleitung in der Krankheit Demenz, palliative Pflege, das Trauern und Sterben der Menschen mit Demenz, Selbstreflexion im Umgang mit Menschen mit Demenz usw. Genaueres dazu finden Sie im Anhang.

Auch mit diesen Schulungsangeboten möchte ich Sie darin bestärken, sich immer mehr zu trauen, diesen Menschen Ihre Sanftheit, Zuneigung und Ihr echtes Verständnis zu zeigen. Und bitte trauen Sie diesen Menschen mit Demenz zu, dass Sie darin von ihnen sehr feinsinnig und als wohltuend wahrgenommen werden, wenn Sie in der Begegnung mit ihnen achtsam sind.

Jedes Innehalten und behutsame Eingehen auf diese Menschen kann unendlich kostbar für sie sein, ihre mögliche Not und ihr Leid lindern, ihre Lebensfreude fördern, unabhängig davon, wie fortgeschritten die Krankheit Demenz ist.

Es ist not-wendend, das Weiche, Feine und Zarte in sich selbst wahrzunehmen und sich damit bedingungslos ernst und wichtig zu nehmen. So, wie man als kleines Kind die bedingungslose Aufmerksamkeit der Erwachsenen gebraucht hat. Allein dadurch bringe ich mir diese Qualitäten selbst schon entgegen! Oftmals sind es Sekunden des tiefsten Mitgefühls (nicht Mitleids) und der Herzenswärme für andere Menschen, die wir in uns spüren können. In meinen Seminaren wird dieses Empfinden so häufig von Betreuenden geäußert! Ich bin zutiefst überzeugt, jeder Mensch hat diesen Reichtum in sich. Entscheidend ist, ob wir uns damit anderen zeigen.

Inzwischen durfte ich auch im Leben anderer Menschen daran teilnehmen, wie sie sich in ihrer ganz persönlichen Weise auf ihren spirituellen Weg machten. Auch Menschen, die pflegebedürftige Frauen und Männer begleiten. Oft davon noch sehr ergriffen, erzählten sie mir von ihren Begegnungen mit Menschen mit Demenz.

Begegnungen, die ihnen sehr nahe gingen, sie zutiefst anrührten und die sie *mit sich selbst* mehr in Verbindung brachten. Die meisten von ihnen erzählen mir diese Erfahrungen unter vier Augen in der Seminarpause. Daran ist schon das Bedürfnis nach einem geschützten Raum zu erkennen, damit das Erlebte und die persönliche Deutung dessen behütet bleiben und nicht entweiht werden.

Die Begegnungen werden so erlebt, dass einem in einem selbst plötzlich etwas ganz anderes aufgeht als das bisher Bekannte. Etwas, das noch nirgends hineinpasst, das zutiefst erschüttert, schmerzt, erfüllt und irritiert. Es wird etwas in einem selbst berührt, das bisher im Verborgenen war und noch nicht bewusst war. Zum Beispiel erzählte ein ehrenamtlicher Mitarbeiter kürzlich:

»Ich besuche seit drei Monaten eine schwer an Demenz erkrankte, bettlägrige Frau. Oftmals sitze ich einfach nur bei ihr in ihrem Zimmer und nehme die Stille im Raum wahr. Noch nie zuvor hatte sie ihre Augen geöffnet.

Ich trat an ihr Bett heran, begrüßte sie wie immer mit Worten und einer sanften Berührung und plötzlich, nach kurzer Zeit, öffnete sie zum ersten Mal ihre Augen und sah mich an. Sie schaute mir so direkt und klar in die Augen, dass sie mich damit in meinem tiefsten Inneren traf. Ich kann nicht in Worten beschreiben, was dieser unmittelbare, völlig unerwartete Kontakt mit mir machte. Ich hätte laut herausweinen können. Dabei öffnete sie doch nur ihre Augen ..., aber *wie* sie mich ansah ..., das war unglaublich ...

Sie hatte mich dadurch so reich beschenkt ..., aber womit eigentlich ...?

Es war eine völlig neue Erfahrung für mich, *mit mir selbst*, die mich seither nicht mehr loslässt!«

Was es ist

Es ist Unsinn
sagt die Vernunft
Es ist was es ist
sagt die Liebe

Es ist Unglück
sagt die Berechnung
Es ist nichts als Schmerz
sagt die Angst
Es ist aussichtslos
sagt die Einsicht
Es ist was es ist
sagt die Liebe

Es ist lächerlich
sagt der Stolz
Es ist leichtsinnig
sagt die Vorsicht
Es ist unmöglich
sagt die Erfahrung
Es ist was es ist
sagt die Liebe

Erich Fried

Ich weiß aus eigener Erfahrung, wie wichtig es ist, mit diesem zuinnerst bewegenden Erleben und Erfahrungen gehört, akzeptiert und wirklich verstanden zu werden. Man spürt sofort, ob die zuhörende Person mit einer echten inneren Resonanz darauf reagiert. Sie muss nicht einmal etwas dazu sagen. Zu Beginn solch tiefer innerer Prozesse fühlen sich Menschen meist sehr einsam mit ihren inneren Bewegungen und Veränderungen. Auch deshalb, weil sie sich selbst nicht erklären können, was in ihnen vor sich geht.

Aus meiner Erfahrung ist dieses Erleben eine Form des spirituellen Prozesses, der mitunter die Qualitäten einer tiefen inneren Erfüllung und eines spirituellen Schmerzes beinhalten kann. Sehr wohl kann durch die und in der Begleitung bedürftiger und oft schutzloser Menschen diese innere Quelle entdeckt und erschlossen werden.

Auch dazu möchte ich Sie ermutigen, sich selbst auf diesem Weg mehr zu entdecken, die inneren Bewegungen und Regungen wahrzunehmen, ernst zu nehmen und auch das schmerzhaft Suchende als inneren Reichtum anzuerkennen.

Kommunikation

Abschließend möchte ich noch kurz auf ein weiteres, mir sehr wichtiges Thema eingehen. Nach meiner Wahrnehmung stellt die Kommunikation miteinander in vielen Pflegeeinrichtungen ein großes Problem dar. Bestehende Teamkonflikte werden sehr häufig in Fortbildungen transparent, unabhängig davon, um welche pflegerische Thematik es sich handelt.

Viel Zeit und Energie wird in der Praxis oftmals darauf verwendet, verdeckte oder offene Konflikte wegzudrücken oder nur scheinbar auszutragen. Diese entstehen meist aufgrund vieler Missverständnisse in der Kommunikation untereinander. Ebenso eine Rolle spielen der Stress der Dienstzeit, das Gefühl des vermeintlichen eigenen Ungenügens, Überfordertseins, Vergleichens. Auch fehlende Klarheit über die eigenen Interessen und Bedürfnisse, sowie Behauptungen in

»Du bist …«-Botschaften führen häufig zu Irritationen und gegenseitigen Verletzungen. Dies hat meist zur Folge, dass sich die Betroffenen voreinander verschließen und somit die Bereitschaft, die Dinge zu klären, erheblich darunter leidet. Im Grunde aber möchte verständlicherweise jede Person in ihrem persönlichen Erleben gehört und akzeptiert werden.

Vielen Pflegepersonen (und nicht nur ihnen) fällt es schwer, die jeweils subjektiven Sichtweisen und Wahrheiten des Gegenübers erst einmal stehen zu lassen und sich nicht sofort persönlich betroffen zu fühlen. Sie erst einmal anzuerkennen, zum Beispiel mit den Worten: »Ach, so siehst du das, interessant«, könnte dem anderen bereits die Möglichkeit bieten, sich ernst genommen zu fühlen.

Auch in den Familien der pflegenden Angehörigen wird häufig viel Zeit und Lebensenergie für ungelöste Konflikte aufgewendet. Oftmals sind die Familien stark überlastet mit der Betreuung und Pflege eines Menschen mit Demenz. Manche von ihnen aber sagen, es sei gar nicht die Pflege der Person mit Demenz, für die sie die meiste Kraft bräuchten, sondern der Umgang mit den Äußerungen und dem Verhalten der eigenen Angehörigen. Sie fühlten sich von ihnen darin nicht anerkannt, wie sie selbst die Person mit Demenz und die speziellen Situationen mit ihr erleben.

Es ist naheliegend, dass Außenstehende, die weniger häufig mit der Person mit Demenz in Kontakt sind, so manches auch anders wahrnehmen. Außerdem hat jeder Angehörige seine ganz eigene Beziehung zu dem Menschen mit Demenz, die in die Wahrnehmung und in das Erleben mit einfließt.

Fehlende gegenseitige Wertschätzung für und Achtung vor der subjektiven Wahrnehmung der Person mit Demenz und der Lebenssituation mit ihr, sowie der persönlichen Gefühle, die dadurch ausgelöst werden, erschweren den Umgang miteinander und führen zu verhärteten »Fronten« untereinander.

Seminarteilnehmer zitieren Aussagen wie: »Ich weiß nicht, was du immer hast, es ist doch ganz einfach mit ihr« oder »Du darfst dich auch nicht so reinsteigern« oder Forderungen wie »Du musst besser darauf achten, dass er ...« oder »Mach das erst mal selbst, bevor du mir sagst, was ich zu tun habe«. Sie empfinden diese Worte als sehr verletzend.

Der Versuch, diese Konflikte mit den bisher erlernten Strategien zu lösen, scheitert in der Regel. Die wenigsten Menschen haben Konfliktfähigkeit und -bewältigung von Kindheit an so gelernt, wie sie sich das für sich selbst wünschten – für mich selbst trifft das ebenfalls zu.

Durch das Angebot von Mediation (siehe Anhang) haben wir die Möglichkeit, beim Erlernen wertschätzender Gesprächsführung und konstruktiver Konfliktgestaltung Unterstützung zu erfahren. Meist geht es darum, zu lernen, sich seiner eigenen Gefühle, Bedürfnisse und Interessen bewusster zu werden, sie voneinander zu unterscheiden, anzuerkennen und sie auch noch benennen und mitteilen zu können.

Wir brauchen also nicht nur Menschen mit Demenz gegenüber eine wertschätzende Grundhaltung, sondern vor allem uns selbst und damit auch allen anderen Menschen gegenüber. Denn erst aus tief empfundenem Mitgefühl für uns selbst kann das echte Mitgefühl (Empathie) für den Nächsten entstehen. Die innere Bereitschaft, sich jeden Tag darin neu zu üben, ist für mich höchster Ausdruck einer spirituellen Lebensweise:

Wenn du in jedem lebendigen Wesen
die Seele erkennst, siehst du wahrhaftig.
Wenn du im Herzen eines jeden sterblichen Wesens
Unsterblichkeit siehst, siehst du wahrhaftig.

Aus der Bhagavadgita

Das ist die Botschaft, die die Menschen mit Demenz mir überbracht haben und die ich mit diesem Buch an Sie, liebe Leserin, lieber Leser, weitergebe. Möge sie Sie, wo auch immer Sie stehen, zu neuen Wegen ermutigen.

Anhang

Informationen über meine Schulungsangebote

- Seit 2009 Fachbereichsleitung Demenz der Bildungsakademie PANTA RHEI
- Kursleitung der Ausbildung für Führungskräfte zum Demenz-Care-Trainer (unter fachlicher Begleitung und Beratung von Frau Dr. Dr. Marina Kojer) nach dem Curriculum der Bildungsakademie PANTA RHEI
- Fortbildungen für geistlich tätige Personen wie Seelsorger/innen, Priester/innen, Pastoralreferent/innen, Gemeindereferent/innen usw.
- Fortbildungen für ehrenamtlich und hauptamtlich tätige Betreuungs- und Pflegepersonen, pflegende Angehörige und therapeutisch tätige Personen wie Physiotherapeut/innen usw.

Kontakt

Rosmarie Maier
Lehrerin für Pflege, Autorin
Freiberufliche Referentin, Fachbereichsleitung Demenz
der Bildungsakademie PANTA RHEI
Bichlberg 3, 82211 Breitbrunn
Telefon: 08152/9938235
E-Mail: info@rosmariemaier.de
www.rosmariemaier.de

Bildungsakademie PANTA RHEI
Frau Gudrun Huber
Akademieleitung
Salzstraße 20, 82266 Inning am Ammersee
Telefon: 08143/991937
Telefax: 08143/444151
E-Mail: info@apr-ammersee.de

Kontakte und vertiefende Informationen zum Thema Mediation

PANTA RHEI in Kooperation mit ITMH,
Institut für Transformative Mediation und Mediatives Handeln
Leiter Dr. Dr. Gattus Hösl
Ausbilder in Mediation und Autor
Telefon: 089 / 27818515
www.hoesl-mediation.de

»Für alle, denen an einem gelingenden Umgang miteinander gelegen ist: Mediation und Mediatives Handeln haben im Erfahren eigener Klarheit und Stärke und zugleich als Achtung und Geltenlassen des anderen eine verwandelnde Kraft. Soziales Lernen, auch als moralisches Wachstum, geschieht. Wir können beziehungs-weiser werden und selbst die Veränderung sein, die wir in unserem privaten und beruflichen Umfeld und in der Gesellschaft sehen wollen.«

Literatur

Bienstein, Christel, Fröhlich, Andreas (Hrsg.): *Bewusstlos*. Herausforderung für Angehörige, Pflegende und Ärzte. Bundesverband für Körper- und Mehrfachbehinderte 1994

Buber, Martin: *Ich und Du*. Reclam 1999

Buchholz, Thomas, Schürenberg, Ansgar: *Lebensbegleitung alter Menschen*. Basale Stimulation in der Pflege alter Menschen. Hans Huber Verlag 2003

Drewermann, Eugen: *Das Vaterunser*. Patmos 2003

Feil, Naomi: *Ausbruch in die Menschenwürde*. Validation. Verlag Altern & Kultur 1993

Emde, Gertrud: *Geistige Heilung durch göttliche Lebensenergie*. Kösel-Verlag 2006

Ferrini, Paul: *Denn Christus lebt in jedem von euch*. Aurum Verlag 2005

Hösl, Gerhard Gattus: *Mediation – die erfolgreiche Konfliktlösung*. Grundlagen und praktische Anwendung. Kösel-Verlag [4]2008

ders.: *Der MiteinanderMensch*. Mediatives Handeln als Alltagskompetenz. Wie wir in Konflikten beziehungsweise werden. Junfermann-Verlag 2008

Kitwood, Tom: *Demenz*. Der personorientierte Ansatz. Hans Huber Verlag 2002

Kojer, Marina: *Alt, krank und verwirrt*. Einführung in die Praxis der Palliativen Geriatrie. Lambertus-Verlag 2003

Nusselein, Sandrana I.: *Sternschnuppen 2*. Reinigung von innen und von außen. Selbstverlag Sadhana-Institut, Rastatt-Winterschorf 2006

Tolle, Eckhart: *Eine neue Erde*. Goldmann, Arkana 2005

Verschiedene CDs mit Liederbuch, Volks- und Kirchenlieder, können Sie bestellen bei:

Tageszentrum am Geiersberg
Geiersberg 15
35578 Wetzlar
Telefon: 06441 / 43742
Telefax: 06441 / 43813
www.tageszentrum-am-geiersberg.de

Cantilena: *Jauchzet und singet, dass es klinget*. Die schönsten Kirchenlieder. Kösel-Verlag 2005

König, Hermine und Karl Heinz König: *Lieder für ein ganzes Jahr*. Kösel-Verlag 2007

Anmerkungen

1 Tom Kitwood: *Demenz*. Der personorientierte Ansatz. Hans Huber Verlag 2002
2 Paul Ferrini: *Denn Christus lebt in jedem von euch*. Aurum Verlag 2005
3 Eckhart Tolle: *Eine neue Erde*. Goldmann 2005
4 Thomas Buchholz, Ansgar Schürenberger: *Lebensbegleitung alter Menschen*. Basale Stimulation. Hans Huber Verlag 2003
5 Marina Kojer: *Unveröffentlichte Seminarunterlagen 2006*
6 Thomas Buchholz, Ansgar Schürenberger: *Lebensbegleitung alter Menschen*. Basale Stimulation. Hans Huber Verlag 2003
7 Christel Bienstein, Andreas Fröhlich (Hrsg.): *Bewusstlos*. Bundesverband für Körper- und Mehrfachbehinderte 1994
8 Martin Buber: *Ich und Du*. Reclam 1999, S. 12

9 Tom Kitwood: *Demenz.* Der personorientierte Ansatz. Hans Huber Verlag 2002

10 Dies ist eine Erweiterung der Definition aus dem Duden, Dudenverlag 1983

11 Marianne Williamson: *Quelle unbekannt, gefunden in Marshall Rosenberg: Gewaltfreie Kommunikation.* Junfermann 2004

12 Naomi Feil: *Ausbruch in die Menschenwürde.* Validation. Verlag Altern und Kultur 1993

13 Naomi Feil: *Ausbruch in die Menschenwürde.* Validation. Verlag Altern und Kultur 1993

14 Naomi Feil: *Ausbruch in die Menschenwürde.* Validation. Verlag Altern und Kultur 1993

15 Bayern 1, Evangelische Morgenfeier, Professorin Johanna Haberer, München 18.3.2008

16 Naomi Feil: *Ausbruch in die Menschenwürde.* Validation. Verlag Altern und Kultur 1993

17 Paul Ferrini: *Denn Christus lebt in jedem von euch.* Aurum Verlag 2005

18 Tom Kitwood: *Demenz.* Der personorientierte Ansatz. Hans Huber Verlag 2002

19 Paul Ferrini: *Denn Christus lebt in jedem von euch.* Aurum Verlag 2005

20 Psalm 139,5

21 Christel Bienstein, Andreas Fröhlich (Hrsg.): *Bewusstlos.* Bundesverband für Körper- und Mehrfachbehinderte 1994

22 Naomi Feil (Quelle zu Stadium III & III)

23 Paul Ferrini: *Denn Christus lebt in jedem von euch.* Aurum Verlag 2005

24 Marina Kojer: *Unveröffentlichte Seminarunterlagen 2006*

25 2 Kor 12,9

26 Naomi Feil: *Ausbruch in die Menschenwürde.* Validation. Verlag Altern und Kultur 1993

27 Siehe S. 57 ff.

28 Monika Binner: *Zum Ausklang des Lebens.* educultura, 2007

29 Ursula Gutenthaler, Eduard Falkner: *unveröffentlichte Seminarunterlagen 2003*

30 Sandrana Nusselein: *unveröffentlichte Seminarunterlagen 2006*

31 Charles Steinmetz: *Quelle unbekannt*

Quellenverzeichnis

S. 105, 109, 127 Paul Ferrini, in: Denn Christus lebt in jedem von euch © Aurum im J. Kamphausen Verlag GmbH, Bielefeld 101994

S. 116 Gertraud Emde, in: Geistige Heilung © Kösel-Verlag, München, in der Verlagsgruppe Random House GmbH, München ^{2}2007, S. 195

S. 131f. Wilhelm Willms, in: meine schritte kreisen um die mitte. neues lied im alten land © Butzon & Bercker GmbH, Kevelaer 1984, S. 75, www.bube.de

S. 148f. © Eugen Drewermann, Paderborn

S. 163 Dietrich Bonhoeffer, in: Widerstand und Ergebung © by Gütersloher Verlagshaus, Gütersloh, in der Verlagsgruppe Random House GmbH, München

S. 197 Erich Fried, in: Es ist was es ist © Verlag Klaus Wagenbach, Berlin 1983